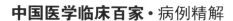
中国医学临床百家·病例精解

南昌大学第二附属医院

呼吸与危重症医学科
病例精解

主　编　叶小群　况九龙　颜春松

副主编　曾林祥　张心怡　杨　青　段凤英　罗俊明

编　委（排名不分先后）

谢军平　李自强　何丽蓉　王石生　龙颖颖

王　蔚　祝国风　张志忠　茍秋芬　谢丽霞

程　庸　叶玲玲　余　镔　朱文君　董雅玲

毛水连　刘志文

科学技术文献出版社
SCIENTIFIC AND TECHNICAL DOCUMENTATION PRESS
·北京·

图书在版编目（CIP）数据

南昌大学第二附属医院呼吸与危重症医学科病例精解/叶小群，况九龙，颜春松主编. —北京：科学技术文献出版社，2023.2
ISBN 978-7-5189-8999-7

Ⅰ.①南…　Ⅱ.①叶…②况…③颜…　Ⅲ.①呼吸系统疾病—险症—病案　Ⅳ.①R560.597

中国版本图书馆 CIP 数据核字（2022）第 044683 号

南昌大学第二附属医院呼吸与危重症医学科病例精解

策划编辑：胡　丹　　责任编辑：石敏杰　　责任校对：张吲哚　　责任出版：张志平

出　版　者	科学技术文献出版社
地　　　址	北京市复兴路 15 号　邮编　100038
编　务　部	（010）58882938，58882087（传真）
发　行　部	（010）58882868，58882870（传真）
邮　购　部	（010）58882873
官 方 网 址	www.stdp.com.cn
发　行　者	科学技术文献出版社发行　全国各地新华书店经销
印　刷　者	北京地大彩印有限公司
版　　　次	2023 年 2 月第 1 版　2023 年 2 月第 1 次印刷
开　　　本	787×1092　1/16
字　　　数	204 千
印　　　张	17.5
书　　　号	ISBN 978-7-5189-8999-7
定　　　价	138.00 元

版权所有　违法必究

购买本社图书，凡字迹不清、缺页、倒页、脱页者，本社发行部负责调换

主编简介

叶小群，南昌大学第二附属医院呼吸与危重症医学科科主任，主任医师，教授，哈佛医学院博士后，博士生导师、硕士生导师。现担任江西省研究型医院学会呼吸病学分会主任委员，中华医学会呼吸病学分会第九、第十届委员会全国青年委员，中华预防医学会呼吸病预防与控制专业委员会全国委员，中华医学会江西省分会呼吸学会常委，江西省医师协会呼吸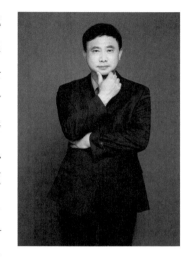医师分会副会长，中国老年医学学会呼吸病学分会肺部肿瘤学术工作委员会委员，江西省卫生系统学术和技术带头人培养对象。从事呼吸系统疾病临床、教学、科研工作近30年，有丰富的呼吸内科常见疾病和疑难病的临床诊治经验，擅长肺癌、慢性阻塞性肺疾病、肺部感染、呼吸重症疾病的诊断与治疗。在江西省开展及推广呼吸相关新技术，熟练掌握支气管镜操作、内科胸腔镜操作、经皮肺活检、胸膜活检、经支气管镜支气管肺泡灌洗、经支气管针吸活检术、支气管镜介入下的气管、支气管支架置入、肺部肿瘤微波消融技术等各种诊疗技术。长期从事肺癌临床与基础、肺癌干细胞生物学特性的相关研究，对肺癌干细胞分离鉴定及耐药、转移、免疫逃逸和线粒体能量代谢特性进行了深入的探讨。主持国家自然科学基金；江西省自然科学基金；江西省科学技术厅、教育厅、卫生厅课题等10余项。基于研究成果共发表论文50余篇，其中被SCI期刊收录的论文20余篇，在省内有较高的学术地位。

主 编 简 介

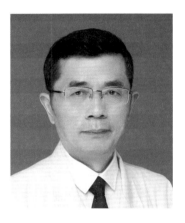

况九龙，南昌大学第二附属医院呼吸与危重症医学科主任医师，教授，硕士生导师，江西省知名呼吸病专家。现任中国医师协会呼吸医师分会委员，中国老年医学学会呼吸病学分会委员，中国研究型医院学会呼吸病学分会全国委员，江西省睡眠医学会副会长，江西省研究型医院学会呼吸病学分会名誉主委。曾任南昌大学第二附属医院呼吸与危重症医学科科主任、大内科副主任、内科教研室副主任及江西省呼吸病学分会副主任委员，江西省人事厅、科学技术委员会、教育委员会、卫生健康委员会专家库成员。从事呼吸内科临床、教学、科研工作40余年。在国内较早、江西省内率先开展了支气管哮喘、慢性阻塞性肺疾病规范化诊治；同时在江西省内率先引进和改良开展多项呼吸病诊疗技术。坚持工作在临床第一线，每年参加省、市疑难病例会诊达几十次，坚持每周疑难病例的影像读片讨论，疑难、危重病例查房讨论及专家门诊，具有丰富的呼吸内科常见疾病和疑难病症的诊治经验。擅长慢性阻塞性肺疾病、哮喘、慢性咳嗽、间质性肺疾病、肺部感染、肺栓塞、呼吸睡眠障碍、呼吸疑难、危重疾病的诊治。坚持教学第一线，亲自指导研究生、本科生、住培生临床思维的训练。多次被授予江西省中青年骨干教师，江西省"师德标兵"。先后主持或参与了国家自然科学基金；江西省自然科学基金；江西省科学技术厅、教育厅、卫生厅课题10余项。发表论文百余篇，主编或参编专著多部，在江西省内具有极高的学术地位。

主 编 简 介

颜春松，南昌大学第二附属医院呼吸与危重症医学科主任医师，大内科主任，教授，硕士生导师。现担任江西省医学会呼吸病学分会第七届委员会候任主委，江西省肺栓塞和深静脉血栓防治联盟内科主任委员，全国VTE项目评审专家，江西省医师协会第二届理事会常务理事，中国研究型医院学会过敏医学专业委员会全国委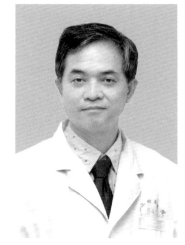员，中国老年医学学会呼吸病学分会呼吸危重症学术工作委员会委员，江西省呼吸危重症联盟副主任委员，华东地区间质性肺疾病协作组成员。从事呼吸系统疾病临床、教学、科研工作近40年，积累了丰富的临床经验。在江西省内率先开展无创、有创机械通气治疗呼吸衰竭，尤其在治疗急性肺损伤和急性呼吸窘迫综合征，取得了良好的效果。擅长重症感染、肺血管和间质性肺疾病、慢性气道疾病、肿瘤以及呼吸系统疑难危重病的临床诊治。

前　言

　　呼吸系统疾病是严重威胁我国人民健康的常见病和多发病，据世界卫生组织统计，在导致死亡的前十位疾病中呼吸系统疾病占有重要的位置，已成为国家、社会和家庭负担较重的疾病，也是国家需加大投入解决的重大疾病之一。呼吸系统疾病的日益严重和当代医学的进步给我们每一位呼吸科医师带来了机遇和挑战，只有不断学习，不断提高，才能适应这种挑战。

　　尽管呼吸系统疾病临床表现有很多共性，但在临床实际工作中，常常遇到呼吸系统疾病表现多样化的情况，不同患者、不同发病时间的表现有异质性特点，有时错综复杂，常易导致临床误诊、误治。有时诊断明确，但常规治疗却一时不能治愈或难以缓解病情，这些都是长期困惑从事呼吸相关疾病诊治的临床工作者的难题，也给患者健康造成危害。本书以临床上较常遇到的呼吸疾病为切入点，从既往临床工作中挖掘一些典型或非典型疑难危重病例，这些病例涵盖了肺癌、感染、间质性肺疾病和肺栓塞等5类病种。这些病例一波三折，跌宕起伏，经过一段时间探索，甚至治疗失败后才得以确诊和规范治疗；有的同病不同症，同症不同病，临床表现相互重叠、相互交错，难以"一锤定音"。本书对每一例病例进行了系统详细地叙述、总结、理清诊疗思路和归纳点评，做到图文并茂，便于读者理解。希望能给读者一个清晰的临床诊治思路，有助于加深呼吸科和内科医师对呼吸疾病诊治的进一步认识，提高诊断和治疗水平。不仅可以启迪年轻医师的临床思维，让他们在临床医学探索道路上有所借鉴，也对资深的医师具有一定参考价值。本书适合呼吸内科医师和普通内科医师，尤其是基层医师、研究生参阅。

本书的编写得到了南昌大学第二附属医院院领导及相关部门的大力支持和帮助，参编的作者均是在我院呼吸与危重症医学科长期从事临床一线工作、具有丰富经验的高年资医师。该书的编写是在结合临床实践经验基层上，参考了大量国内外文献，综合了近年的医学新理论、新观点，是集体智慧的结晶。本书内容翔实，临床实用，是一本具有高度可读性的呼吸科参考书。在此，借该书出版之际，向所有付出辛勤劳动的医院各级领导、参编者表示衷心的感谢。本书编写过程中，承蒙已故著名呼吸领域专家饶伟华教授指导，在此表示特别的感谢。科学技术文献出版社对本书的出版给予了大力支持和认真负责地编辑审稿，在此也一并表示感谢！

尽管在编写的过程中我们力求完美，达到新颖、实用、可读的要求，但是限于我们的水平和知识的局限性，难免存在不足、甚至错误，祈望专家、同道、读者批评指正。我们也将不断更新和补充，以便再版时修改提高。

2022 年 9 月

目　录

1

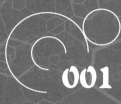

001
伊马替尼治疗小肠间质瘤继发肺淋巴瘤样肉芽肿病

病历摘要

患者，男，53岁。主因"反复胸闷、气喘1月余，加重伴咳嗽、咳痰1周"，于2018年4月9日入院。

患者于2017年9月初因右下腹痛发现右下腹部占位病变，考虑"小肠间质瘤可能"，9月6日行"小肠肿瘤切除术并小肠吻合术"，病理诊断为"高危型小肠间质瘤"，9月21日口服伊马替尼400 mg，术后情况良好。术前胸部X线片及胸部CT：无异常。患者2018年3月出现胸闷、喘息，活动耐力下降，当地医院胸部CT提示"两肺多发斑片影，磨玻璃结节并左下肺团状高密度软组织结节"（图1-1A、图1-1B），肺活检病理提示"大片凝固坏死，坏死灶内可见淋巴、单核细胞浸润，周围组织结构不清，肺泡壁增

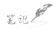

厚，部分肺泡腔内见巨噬细胞浸润，未见明显肉芽肿病变"。为进一步明确双肺病变原因收入我科。

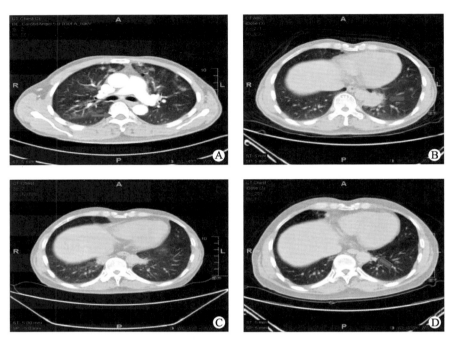

A：双肺多发斑片、磨玻璃结节状高密度影；B：左下肺靠脊柱旁高密度软组织影；C：甲强龙联合环磷酰胺用药 2 个月后发现右下肺新结节病灶；D：两肺下叶纵隔病变继续缩小。

图 1-1　胸部 CT

[入院查体]　生命体征平稳，全身皮肤出现红色皮疹，以四肢及背部明显，双肺呼吸音弱，双肺未闻及明显干湿性啰音及胸膜摩擦音。腹部平坦，腹部正中线见一条长约 10 cm 的瘢痕，肝脾无肿大，双下肢无水肿。

[实验室检查]　血常规、电解质、肾功能及肝功能：未见异常。尿液分析：未见异常。抗链球菌溶血素"O"：220.0 IU/mL。免疫功能六项：血清补体 C3 0.811 g/L。隐球菌荚膜多糖试验（-）、结核感染 T 细胞检测（-）。G 试验、GM 试验（-）。ANA、ANCA、ANA3（-）。

病理结果肉眼观：肺组织穿刺活检标本见灰白组织 3 粒，直径 0.1 cm。镜检：部分区肺泡腔减少、塌陷或消失，纤维组织增生明显，大量组织细胞、淋巴细胞及浆细胞浸润，局部坏死。免疫表型（图 1 - 2A、图 1 - 2B、图 1 - 2C）：间叶成分 vimentin（ + ），B 细胞 CD20（ + ）、PAX5（ + ），T 细胞 CD3、CD5（ + ），组织细胞 CD163（ + ），肺泡上皮 CK、CK7（ + ），CD34 血管（ + ），血管平滑肌 SMA、desmin（ + ），CD117、Dog-1、S-100、ALK-D5F3、p53、p40、Langerin、CD1α（ - ），Ki- 67 增殖指数约 10% 。特殊染色 PAS、PASM（ - ），抗酸染色（ - ）。EBER 原位杂交：不典型大细胞数为 8 ~ 25 个/HPF （图 1 - 2D）。病理诊断：肺淋巴瘤样肉芽肿病（2 级）。

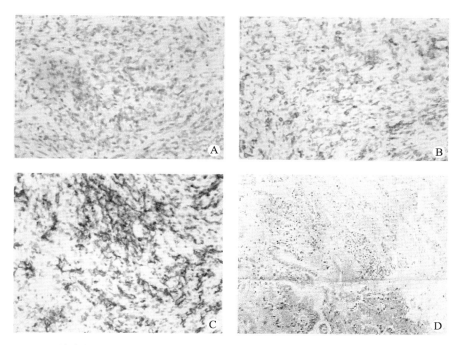

　　A：肿瘤细胞 CD3（ + ）；B：肿瘤细胞 CD5（ + ）；C：肿瘤细胞 CD20（ + ）；D：EBER 原位杂交示不典型大细胞（ + ）。

图 1 - 2　病理检查结果

　　[诊断]　①肺淋巴瘤样肉芽肿病；②小肠间质瘤术后。

[**治疗**] 2018 年 4 月 26 日予甲强龙 80 mg、静脉给药，持续 3 天后改用甲强龙片（60 mg、口服、1 次／日）联合环磷酰胺（200 mg、口服、隔日 1 次）。5 月 22 日住院复诊，喘息、呼吸困难症状明显减轻，复查胸部 CT 示双肺多发结节明显吸收，左下肺团片影较前缩小。7 月 5 日复查胸部 CT 示右下肺出现新的结节病灶且渗出增多，患者胸闷症状反复（图 1 - 1C）。经胃肠外科会诊及结合患者的意愿，停止口服伊马替尼，同时将激素逐渐撤药，停用环磷酰胺。8 月 7 日胸部 CT 提示两肺渗出明显吸收，两肺纵隔旁病灶明显缩小，患者胸闷症状明显改善。9 月 6 日胸部 CT 复查示病灶继续缩小（图 1 - 1D）。

病例分析

1. 病例特点

①中年男性，既往无呼吸系统疾病史，因"高危型小肠间质瘤"术后口服伊马替尼。②出现胸闷、喘息，活动耐力下降等呼吸道症状。③查体：全身皮肤出现红色皮疹，以四肢及背部明显，双肺呼吸音弱，未闻及明显干湿性啰音。④胸部 CT 提示两肺多发斑片影，磨玻璃结节并左下肺团状高密度软组织结节。⑤病理结果：肿瘤细胞 CD3、CD5、CD20 阳性，EBER 原位杂交示不典型大细胞阳性。⑥停用伊马替尼后患者呼吸道症状改善，胸部 CT 提示两肺病变吸收。

2. 疾病介绍及诊疗思路

1972 年 Averill Liebow 等首次报道淋巴瘤样肉芽肿(lymphomatoid granulomatosis，LYG)。LYG 是目前唯一经临床病理、免疫表型和克隆技术证实的结外淋巴瘤，也是一种罕见的以血管为中心的淋巴增生性疾病，最近被定义为一种具有不确定恶性潜能的结外淋巴增生性疾病。主要累及肺部，占90%以上，称为肺淋巴瘤样肉芽肿（pulmonary lymphomatoid granulomatosis，PLG），也可累及皮肤和中枢神经系统等。PLG 在中国比较少见，目前该病病因不明，临床认为由 EB 病毒（EBV）感染和各种因素所致的免疫状态低下联合引发。多项研究表明 EBV 与 LYG 之间存在联系，提示其在发病机制中发挥作用。LYG 在移植后免疫缺陷、HIV 和免疫抑制治疗中均有报道。治疗时应考虑伊马替尼诱导的免疫抑制是否有利于 LYG 的发展，特别是在潜在遗传免疫反应缺陷的情况下。

虽然胃肠道间质瘤（gastrointestinal stromal tumor，GIST）是胃肠道中最常见的间质肿瘤，但仍是一种罕见的肿瘤。这些肿瘤细胞向 Cajal 间质细胞分化，通常 CD117（KIT）标记阳性。20%～30% 的肿瘤发生在小肠。口服伊马替尼可使不可切除、术后化疗、复发或转移的 GIST 受益。其最常见的不良反应是水肿、疲劳、皮肤变化，更严重的是胃肠道出血。对于胃肠道间质瘤术后口服药物造成 PLG 的情况目前国内未见报道，本文通过分析此例 PLG 病因机制、影像学表现、诊断与鉴别诊断，旨在提高认识水平。

GIST 本身可表现为两种分化的肿瘤。Henchman 等报道了608例 GIST 合并其他肿瘤病例，其中48例为血液肿瘤，占7.9%，包括慢性淋巴细胞白血病、霍奇金淋巴瘤等，临床观察到 GIST 患者中其他原发肿瘤发生率明显增高（4.5%～33%）。伊马替尼作为高复发风险 GIST 术后辅助治疗一线用药，Phandurengan 等根据伊马替尼临床批准时间将 GIST 患者分为伊马替尼治疗前时期及治疗时期，比较两组第二原发肿瘤发病情况，发现伊马替尼治疗时期第二原发肿瘤发病率较伊马替尼治疗前时期明显增高，PLG 发生在口服用药半年后左右。国外报道过2例口服伊马替尼后出现 PLG 的病

笔记

例，其中一例停用后肺部病变消失，而另一例在死亡后尸检明确诊断。诊治初期按照 PLG 常规治疗病情仍无法控制后，考虑伊马替尼药物引起的 PLG 可能性较大，停服伊马替尼后肺部病变吸收，因此这例患者因 GIST 并发二次肿瘤可能性较小，其发生的原因可能与抗肿瘤药物引起免疫缺陷有关，如与获得性免疫缺陷综合征（acquired immunodeficiency syndrome，AIDS）继发感染引起类似。

目前 WHO 的分类为 LYG 的分级提供了更具体的标准，这取决于大 B 细胞的比例和 ISH 对 EBV 染色的数量。根据这一分类，1 级由缺失或罕见的大淋巴细胞的多形性浸润组成，每高功率场 ISH 中 EBV 阳性细胞少于 5 个，这表明在某些情况下 EBV 阳性细胞可能缺失。2 级细胞中偶有大淋巴细胞，在多态背景下可形成小团簇，每高功率场中有 5～20 个，偶有高功率场可达 50 个 EBV 阳性细胞。在 3 级中，大的非典型 B 细胞很容易识别，可以形成更大的聚集体，EBV 阳性细胞非常多，每高功率场均超过 50 个，可以形成融合片。

胸部 CT 表现分为 4 类：①表现为两肺大片状密度增高影，多位于两肺下野，边缘模糊，病灶内可见含支气管的气相；②表现为两肺多发大小不等的不规则肿块，肿块边缘不光整、欠锐利，有大的分叶，无毛刺，增强扫描呈明显强化，可合并坏死、空洞；③表现为两肺多发大小不等的结节，以两肺中下野多见，结节边缘欠锐利；④表现为两肺大片状密度增高影及不规则肿块或结节影。

PLG 诊断标准目前参照 Katzenstein 等提出的内容：①必要标准且经常存在。A. 单核细胞与大、小淋巴细胞混合增生，常伴随浆细胞和组织细胞，部分取代肺实质并显示血管浸润；B. 多少不等的 CD20 阳性 B 细胞，常显示非典型性，背景通常为 CD3 阳性的小淋巴细胞。②支持点，但不总是出现。A. 坏死细胞浸润；

B. EBER 原位杂交阳性；C. 肺多结节的影像学特点或皮肤或神经系统受累。

　　PLG 在临床上比较罕见，主要影像学表现为受累双肺出现大小不等的结节，患者多存在基础疾病，临床极容易误诊，PLG 需与以下疾病进行鉴别。①肉芽肿性多血管炎：可出现发热、双肺及肾脏病变。但上呼吸道受累、肉芽肿性炎及肾功能不全为肉芽肿性多血管炎特征性病变，实验室检查可见抗中性粒细胞胞浆抗体阳性。②结节病：患者存在肺部及皮肤改变，偶尔可累及周围神经，但肺门淋巴结肿大常见，女性多发，常累及眼和脾脏，病理提示非干酪样坏死。③非霍奇金淋巴瘤：与 EB 病毒感染相关，并常见于免疫抑制的患者；常有淋巴结及脾脏受累，可出现典型的 R-S 细胞。

专家点评

　　药物诱发的 PLG，临床症状、影像学检查结果无特征性，需积极获取病理诊断，在病理上仍需依靠肺组织标本中 EBER 阳性的大 B 细胞及血管侵袭明确诊断，与杨春蓉等的报道类似。激素、细胞毒性药物治疗无法控制此患者的疾病进展时，我们认为停用伊马替尼靶向药物是治疗此例患者以及其他药物诱发 PLG 患者的主要方法。预后与传统认知的肺淋巴瘤样肉芽肿病可能存在差异，而且多数报道认为 PLG 为侵袭性疾病，生存期少于 2 年。目前患者依然在随访中，因此对该病的预后及治疗仍需进一步探讨。

参考文献

1. LIEBOW A A, CARRINGTON C R, FRIEDMAN P J. Lymphomatoid granulomatosis. Hum Pathol, 1972, 3(4): 457-558.

2. KAPPEN J H, VAN ZAANEN H C T, SNELDER S M, et al. Lymphomatoid

granulomatosis with pulmonary and gastrointestinal involvement. BMJ Case Rep, 2017, 2017: bcr2016218369.

3. FASSAS A, JAGANNATH S, DESIKAN K R, et al. Lymphomatoid granulomatosis following autologous stem cell transplantation. Bone Marrow Transplant, 1999, 23: 79 – 81.

4. ANDERS K H, LATTA H, CHANG B S, et al. Lymphomatoid granulomatosis in the acquired immunodeficiency syndrome. Hum Pathol, 1989, 20: 326 – 334.

5. HECHTMAN J F, DEMATTEO R, NAFA K, et al. Additonal primary malignancies in patients with gastrointestinal stromal tumor (GIST): a clinicopathologic study of 260 patients with molecular analysis and review of the literature. Ann Surg Oncol, 2015, 22(8): 2633 – 2639.

6. PANDURENGAN R K, DUMONT A G, ARAUJD D M, et al. Survival of patients with multiple primary malignancies: a study of 783 patients with gastrointestinal stromal tumor. Ann Oncol, 2010, 21(10): 2107 – 2111.

7. YAZDI A S, METZLER G, WEYRAUCH S, et al. Lymphomatoid granulomatosis induced by imatinib-treatment. Arch Dermatol, 2007, 143(9): 1222 – 1223.

8. SALMONS N, GREGG R J, PALLALAU A, et al. Lymphomatoid granulomatosis in a patient previously diagnosed with a gastrointestinal stromal tumour and treated with imatinib. J Clin Pathol, 2007, 60(2): 199 – 201.

9. MATYNIA A P, PERKINS S L, LI D. Lymphomatoid granulomatosis in 14-year-old with Trisomy 21 and history of B-lymphoblastic leukemia/lymphoma. Fetal Pediatr Pathol, 2018, 37(1): 7 – 14.

10. REINEHR C P H, MARTINS C C, CUNHA V T, et al. Cutaneous human immunodeficiency virus (HIV)-associated lymphomatoid granulomatosis: complete regression following antiretroviral therapy. Int J Dermatol, 2017, 56(5): e100 – e102.

11. PITTALUGA S, WILSON W H, JAFFE E S. Lymphomatoid granulomatosis. In: Swerdlow SH, Campo E, Harris NL, eds. WHO Classification of Tumours of

笔记

Haematopoietic and Lymphoid Tissues. Lyon：IARC，2008：247 - 249.

12. 庞涛，王新怡，柳澄，等. 肺淋巴瘤样肉芽肿的 CT 特征. 医学影像杂志，2010，20：1300 - 1302.

13. KATZENSTEIN A L，DOXTADER E，NARENDRA S. Lymphomatoid granulomatosis：insights gained over 4 decades. Am J Surg Pathol，2010，34(12)：35 - 48.

14. 杨春蓉，郑晓丹，胡余昌，等. 肺淋巴瘤样肉芽肿 5 例临床病理分析. 临床与实验病理学杂志，2016，32(8)：924 - 926.

笔记

002
巨大淋巴结增生症——Castleman 病

病历摘要

患者，男，53 岁。因"反复咳嗽 1 个月，咳痰 1 周"入院。

患者诉于 1 个月前受凉后出现咳嗽，以干咳为主，伴有发热，呈低热，最高体温达 37.7 ℃，无胸痛、咯血、盗汗等不适，在抚州市人民医院就诊，查胸部 CT 提示肺部感染，予头孢他啶及左氧氟沙星抗感染治疗，疗效欠佳；1 周前出现咳嗽、咳白色黏液痰，量不多，无发热等不适，2018 年 6 月 12 日复查胸部 CT 提示肺部感染，较前加重，左上肺纵隔旁占位。今为求进一步诊疗，遂来我院，门诊拟"肺部阴影"于 2018 年 6 月 13 日收入院。病程中，患者精神、睡眠、饮食可，大小便正常，近期体重未见明显改变。患者既往体健，否认高血压、糖尿病、冠心病病史，患者为教师，否认烟酒嗜好，否认有家族性、遗传性疾病史。

[入院查体]　体温36.5 ℃，脉搏109次/分，呼吸20次/分，血压136/86 mmHg。神志清，颈静脉无怒张，左侧锁骨上可触及一1.5 cm×2.0 cm大小肿大淋巴结，活动度差；双肺呼吸音粗，可闻及湿性啰音；心律齐，心音正常，各瓣膜听诊区未闻及病理性杂音；腹软，无压痛及反跳痛；双下肢无水肿。

[实验室检查]　血常规+CRP：C反应蛋白166.00 mg/L，白细胞计数15.49×10⁹/L，红细胞计数3.01×10¹²/L，血红蛋白88 g/L，中性粒细胞绝对值10.95×10⁹/L；尿酸436.26 μmol/L；D-二聚体2.30 μg/mL；一般细菌涂片、真菌涂片、结核菌涂片、痰细菌培养均阴性；乙肝六项：乙肝病毒前S1抗原8.234（阳性），乙肝病毒核心抗体0.150（阳性），乙肝e抗体0.131（阳性），乙肝表面抗原12.889（阳性）；风湿四项：类风湿因子79.20 IU/mL，血清C反应蛋白176.00 mg/L；免疫功能六项：血清C反应蛋白176.00 mg/L，免疫球蛋白IgG 40.80 g/L；GM试验0.54；胸腔积液常规检查：李凡他试验（++），白细胞计数2 600×10⁶/L，红细胞计数262 000.00×10⁶/L，颜色为红色；胸腔积液癌胚抗原测定：<0.50 ng/mL；胸、腹腔积液生化检验：乳酸脱氢酶158.64 U/L，腺苷酸脱氨酶7.62 U/L；胸、腹腔积液特殊检查：未见恶性肿瘤细胞；染色体：（胸腔积液）未见异常核分裂象；轻链检测（尿液）(κ、λ)：尿液免疫球蛋白κ链12.70 mg/dL，尿液免疫球蛋白λ链5.70 mg/dL；轻链检测（血清）(κ、λ)：血清免疫球蛋白κ链38.00 g/L，血清免疫球蛋白λ链21.60 g/L；EB病毒抗体组合：EB病毒核抗原IgG抗体2.487（阳性），EB病毒衣壳抗原IgG抗体5.850（阳性）；肾功能、电解质、心肌酶谱、神经元特异性烯醇化酶、细胞角蛋白19片段（CYFRA21-1）测定、BNP、血清肌钙蛋白、降钙素原、肿瘤三项、便常规+潜

血、小便常规、内毒素鲎定量测定、血脂、糖化血红蛋白、甲功三项、结核菌涂片、真菌涂片、隐球菌荚膜多糖试验、真菌（1-3）-β-D-葡聚糖检测、ANA 谱、ANA 谱 3、ANCA 谱、尿本 – 周蛋白定性检查均未见明显异常。

[辅助检查]　心电图：窦性心律，左心室高电压。全腹 CT 平扫＋增强：肝脏微小结节，囊肿，建议随访，胆囊结石并胆囊炎，左肾小结石，囊肿，右肾钙化灶可能，前列腺钙化灶，盆腔少许积液。颅脑 MRI 平扫＋增强：双侧大脑半球散在缺血灶，双侧上颌窦炎，左侧颞叶及左侧小脑半球点状异常强化。心脏超声：二尖瓣、三尖瓣微量反流。左室舒张功能减退。胸腔积液彩超：左侧胸腔中大量积液，右侧胸腔未见明显积液。头颅＋腰椎＋髋关节正侧位 DR：左上肺门影增大，建议进一步检查，胸椎 DR 未见明显异常，右侧额骨骨质破坏可疑，请结合骨扫描，腰椎退行性改变，双髋关节未见明显骨质异常。胸部增强 CT：左肺上叶支气管节段性狭窄、闭塞伴纵隔旁团块，颈根部、肺门及纵隔多发性淋巴结增大、肿大，考虑肺癌可能性大，建议组织学检查；右肺慢性增殖、纤维条索灶可能，左侧胸腔少量积液，心包少许积液（图 2 – 1）。

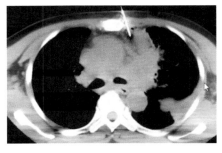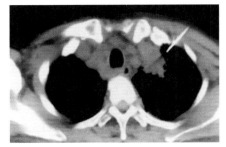

左肺上叶支气管节段性狭窄、闭塞伴纵隔旁团块，颈根部、肺门及纵隔多发性淋巴结增大、肿大，左侧胸腔少量积液。

图 2 – 1　胸部增强 CT

骨髓病理结果：骨髓涂片细胞学检验＋彩色图像分析：骨髓增

生明显活跃，粒红比增高。粒系增生明显活跃，核左移。红、巨二系增生活跃。血小板散在或成簇可见。髓片组织细胞较易见，浆细胞比例增高。

气管镜结果：左主支气管下端黏膜浸润性改变，病理诊断：（左上叶支气管）镜下见支气管黏膜间质纤维组织增生，慢性炎细胞浸润。左锁骨上窝淋巴结穿刺：未见癌细胞。

为进一步明确诊断，先后于上纵隔及左上肺行 CT 引导下经皮穿刺肺活检。（左侧上纵隔处）病理：镜下见少量成熟脂肪组织及纤维血管组织，部分区见中性粒细胞及炎性渗出（图 2-2）。（左上肺）病理：镜下见肺泡组织，肺泡上皮轻度增生，间隔纤维组织增生，大量慢性炎细胞浸润（图 2-3）。病理诊断：特殊染色示抗酸染色（-）、PAS（-）、PASM（-）。

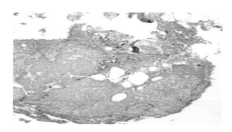
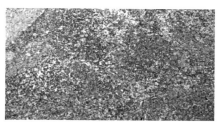

图 2-2　左上纵隔处穿刺病理　　　图 2-3　左上肺穿刺病理

为进一步明确诊断行颈部淋巴结活检：（颈部肿物）淋巴组织明显增生，待免疫组化检查后排除淋巴瘤。（颈部淋巴结）T 细胞不典型增生，建议随访。免疫组化：CK（-）；CD23、CD21 示 FDC网（+）；B 细胞 CD20（+）、PAX5（+）、MUM-1（+）；T 细胞 CD3（+）、CD5（+）；生发中心 Bcl-2（-）、Bcl-6（+）、CD10（+）；CyclinD1（-）；Ki-67 滤泡间区约 20%（+），生发中心约 90%（+）。原位杂交：EBER 散在少许细胞（+）。家属将病理送至上海某医院，病理诊断示浆细胞型 castleman 病可能性大（图 2-4）。

笔记

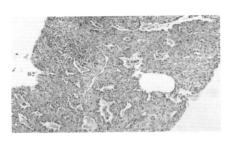

图 2-4 淋巴结活检病理

[诊断] 浆细胞型 castleman 病。

[治疗] 患者入院后给予左氧氟沙星抗感染、可待因桔梗片止咳治疗，家属将病理送至上海某医院，病理诊断示浆细胞型 castleman 病可能性大。患者转血液内科进一步治疗，患者于 2018 年 8 月 7 日至 12 日，2018 年 8 月 22 日至 27 日接受 R-CHOP 方案（R：利妥昔单抗 600 mg×d0；C：环磷酰胺 1.3 g×d1；H：多柔比星脂质体，40 mg×d1；O：长春瑞滨 50 mg×d1；P：地塞米松 15 mg×d1～d5）化疗，并予水化、碱化、护胃、止吐等对症治疗。复查胸部 CT 示病灶缩小（图 2-5）。

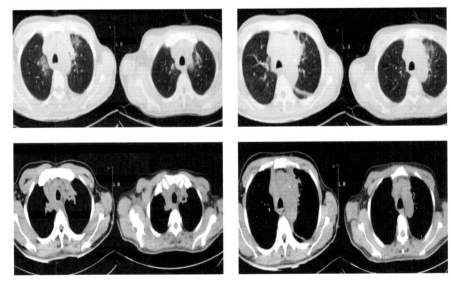

图 2-5 患者经化疗后肺部病灶较前有吸收

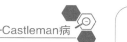

病例分析

1. 病例特点

①中年男性患者，既往无呼吸系统疾病病史。②以咳嗽、咳痰、发热为主要表现。③查体：左侧锁骨上可触及肿大淋巴结，活动度差；双肺呼吸音粗，可闻及湿性啰音。④实验室检查提示白细胞计数及中性粒细胞比例高，血红蛋白低，C反应蛋白高，肝肾功能、降钙素原、肿瘤三项、风湿免疫相关指标及真菌抗体等指标正常。⑤胸部CT提示左肺上叶支气管节段性狭窄、闭塞伴纵隔旁团块，颈根部、肺门及纵隔多发性淋巴结增大、肿大。⑥支气管镜TBLB及多次肺活检均无肿瘤、结核、真菌依据。⑦淋巴结活检病理提示T细胞不典型增生，浆细胞型Castleman病可能性大。

2. 疾病介绍

Castleman病（castleman disease，CD），即血管滤泡性淋巴组织增生或血管瘤性淋巴样错构瘤，是一种慢性淋巴组织增生性疾病，1956年，由Castleman等首次提出而得名。临床上根据其累及部位将CD分为单中心型Castleman病（unicentric castleman disease，UCD）、多中心型Castleman病（multicentric castleman disease，MCD）。在组织病理学上，将CD分为3种类型：透明血管型、浆细胞型、混合型，其中透明血管型最多，约占90%，浆细胞型约10%，混合型极罕见。大部分的MCD病理类型为浆细胞型。

CD目前病因、机制不明。大多数学者认为其与人类疱疹病毒-8（human herpes virus 8，HHV-8）或HIV感染及个体免疫抑制有关。HaaP 提到在检测的 MCD 患者中，约 50% 的患者 HIV 呈阳性，而在 UCD 患者中只有 3% 呈阳性。同时 HHV-8 病毒也在大约 60% 的 MCD 患者中被发现，出现在 UCD 患者的仅 18%。Mylona 等的一项研究表明，几乎 100% 的 MCD HIV 阳性患者感染 HHV-8 病毒。在 MCD 患者中 HIV 和 HHV-8 阳性率的联合患病率明显较高，且感染 HIV 的 MCD 患者肺部并发症的发生率较高。MCD 比局限性 Castleman 病更容易导致神经性并发症，可发展为多神经病、轻脑膜和中枢神经系统浸润及重症肌无力。而且 CD 还与非霍奇金淋巴瘤的发病率增加有关。在一项对 60 例 MCD HIV 感染者的前瞻性研究中，14 例患者出现了非霍奇金淋巴瘤。此外，大量文献显示 IL-6 与浆细胞型 Castleman 病的发生有着密切的联系。IL-6 是一种多效细胞因子，有调节免疫反应、诱导急性期蛋白等作用。Castleman 病浆细胞型的大多数全身症状与 IL-6 功能亢进有关，IL-6 分泌增加可出现高烧、淋巴结肿胀等症状，以及异常的实验室发现如肾功能障碍、贫血、骨质疏松症、血小板增多、低白蛋白血症等。

CD 总体发病率较低，但发生率逐渐增多，临床表现复杂，可涉及呼吸、血液、皮肤等多个系统，其中 95% 的 UCD 或 MCD 患者的病灶位于胸部和纵隔。易误诊为肺癌，需与淋巴瘤、肺结节等疾病相鉴别。①淋巴瘤：淋巴瘤难以找到完整的淋巴组织，而 CD 的淋巴结结构是完整的，霍奇金淋巴瘤可见典型的 R-S 细胞，常有淋巴结及脾脏受累。②结节病：患者存在肺部及皮肤改变，偶尔可累积周围神经，但肺门淋巴结肿大常见，女性多发，常累及眼和脾脏，病理提示非干酪样坏死。

患者通常表现为全身不适、盗汗、身体僵直、发热、厌食和体重减轻。查体可发现多发性淋巴结病、肝脾肿大、腹腔积液、

笔记

水肿、肺水肿和心包积液等。实验室调查检查结果可能会发现肾功能障碍、血小板减少、贫血、低白蛋白血症和高丙种球蛋白血症。严重的 CD 可以导致全血细胞减少和器官衰竭（尤其是呼吸和肾脏），甚至休克。

    胸部 X 线片通常是胸部疾病评估的第一线影像学手段。胸部 CD 患者可表现为孤立或多发的纵隔、肺门或肺圆形肿块，并伴有胸腔积液。CT 结果通常包括弥漫性淋巴结病，可发生于纵隔、肺门和腋窝。此外，颈部和上腹部淋巴结病及脾肿大在 CT 上也经常可见。MRI 对 UCD 的评估有重要价值。通过其良好的软组织对比，可以显示病变组织的范围，并明确其与邻近结构的关系。大多数病变在 T_1 加权像上相对于骨骼肌呈等强或轻度高信号，在 T_2 加权像上相对于骨骼肌呈高信号，反映病灶内的血管分布。

    根据疾病的分布、是否存在相关病毒感染，以及同时存在的不同情况，对于 CD 患者有不同的治疗选择，但总的来说，UCD 患者的标准治疗是完全手术切除。完全切除后，预后良好，疾病很少复发。如果手术切除不完全或患者不适合手术，放疗是一个很好的辅助选择。MCD 的治疗方案因是否同时存在病毒感染和机构差异而异由于其罕见性，HIV 和 HHV-8 阳性患者的 MCD 的一线治疗是利妥昔单抗，因为利妥昔单抗可与 CD20 抗原结合，减少 HHV-8 病毒对 IL-6 的外源性产生，从而提高生存率。二线用药包括抗疱疹病毒药物（伐昔洛韦）、单药化疗（依托泊苷）、多药化疗（如 CHOP 或 CVP）常用于病情进展迅速的患者。利妥昔单抗还可使 MCD 患者淋巴瘤的发生降低 11 倍，尤其是合并 HIV 感染的患者。

笔记

专家点评

CD 症状谱复杂多样，本病例先后经淋巴结穿刺、经皮纵隔包块穿刺活检、胸腔穿刺抽液等检查未能确诊。经手术切除完整锁骨上淋巴结进行病理检查而确诊为浆细胞型 CD。本病例因累及锁骨上淋巴结、纵隔淋巴结及胸膜腔等多个部位而属于 MCD，给予多药化疗后病情好转，长期预后尚有待进一步随访观察。

参考文献

1. CASTLEMAN B, IVERSON L, MENENDEZ VP. Localized mediastinal lymphnode hyperplasia resembling thymoma. Cancer, 1956, 9(4): 822 – 830.

2. 符刚, 田小波, 陈洁平, 等. 9 例 castleman 病临床观察及文献分析. 第三军医大学学报, 2013, 35(15): 1636 – 1638.

3. HAAP M, WIEFELS J, HORGER M, et al. Clinical, laboratory and imaging findings in Castleman's disease: the subtype decides. Blood Rev, 2018, 32(3): 225 – 234.

4. MYLONA E E, BARABOUTIS I G, LEKAKIS L J, et al. Multicentric Castleman's disease in HIV infection: a systematic review of the literature. AIDS Rev, 2008, 10(1): 25 – 35.

5. DAY J R S, BEW D, ALI M, et al. Castleman's disease associated with myasthenia gravis. Ann Thorac Surg, 2003, 75(5): 1648 – 1650.

6. OKSENHENDLER E, BOULANGER E, GALICIER L, et al. High incidence of Kaposi sarcoma-associated herpesvirus-related non-Hodgkin lymphoma in patients with HIV infection and multicentric Castleman disease. Blood, 2002, 99(7): 2331 – 2336.

7. YOSHIZAKI K, MURAYAMA S, ITO H, et al. The role of interleukin-6 in castleman disease. Hematol Oncol Clin North Am, 2018, 32(1): 23 – 36.

8. GUIHOT A, COUDERC L J, RIVAUD E, et al. Thoracic radiographic and CT findings of multicentric Castleman disease in HIV-infected patients. J Thorac Imaging, 2007, 22(2): 207 – 211.

笔记

9. WATERSTON A, BOWER M. Fifty years of multicentric Castleman's disease. Acta Oncol, 2004, 43(8): 698 – 704.

10. LUO J M, LI S, HUANG H, et al. Clinical spectrum of intrathoracic Castleman disease: a retrospective analysis of 48 cases in a single Chinese hospital. BMC Pulm Med, 2015, 15: 34.

11. KELLER A R, HOCHHOLZER L, CASTLEMAN B. Hyaline-vascular and plasma-cell types of giant lymph node hyperplasia of the mediastinum and other locations. Cancer, 1972, 29(3): 670 – 683.

12. KLIGERMAN S J, AUERBACH A, FRANKS T J, et al. Castleman disease of the thorax: clinical, radiologic, and pathologic correlation: from the radiologic pathology archives. Radiographics, 2016, 36(5): 1309 – 1332.

13. CRONIN D M P, WARNKE R A. Castleman disease: an update on classification and the spectrum of associated lesions. Adv Anat Pathol, 2009, 16(4): 236 – 246.

14. YE B, GAO S G, LI W, et al. A retrospective study of unicentric and multicentric Castleman's disease: a report of 52 patients. Med Oncol, 2010, 27(4): 1171 – 1178.

15. CHRONOWSKI G M, HA C S, WILDER R B, et al. Treatment of unicentric and multicentric Castleman disease and the role of radiotherapy. Cancer, 2001, 92(3): 670 – 676.

16. IDE M, KAWACHI Y, IZUMI Y, et al. Long-term remission in HIV-negative patients with multicentric Castleman's disease using rituximab. Eur J Haematol, 2006, 76(2): 119 – 123.

17. OKSENHENDLER E. HIV-associated multicentric Castleman disease. Curr Opin HIV AIDS, 2009, 4(1): 16 – 21.

18. SOUMERAI J D, SOHANI A R, ABRAMSON J S. Diagnosis and management of Castleman disease. Cancer Control, 2014, 21(4): 266 – 278.

19. GÉRARD L, MICHOT J M, BURCHERI S, et al. Rituximab decreases the risk of lymphoma in patients with HIV-associated multicentric Castleman disease. Blood, 2012, 119(10): 2228 – 2233.

003
肺实变：感染？淋巴瘤！

病历摘要

患者，女，47岁，工人，主因"反复咳嗽3个月，两侧胸背部隐痛1个月"，于2014年3月20日入院。

患者于3个月前开始无明显诱因出现咳嗽、咳痰，晨起时痰较多，呈黄色，无胸痛、咯血，无发热、盗汗，至当地医院就诊，行输液治疗（具体不详）后咳嗽、咳痰好转。此后咳嗽、咳痰反复出现，未进一步诊治，自行口服甘草片后可稍缓解。1个月前受凉后再次出现咳嗽、咳痰，感两侧胸背部隐痛，无放射性，伴活动后胸闷、气喘，无发热、盗汗、咯血，至当地社区医院予"乳酸左氧氟沙星、头孢曲松"治疗6天后胸痛稍缓解。3天前胸背部隐痛再次加重，偶有咳嗽，无痰，活动后感胸闷、气喘加重，至贵州省某医

笔记

院行胸部 CT（图 3 - 1～图 3 - 3）：①双肺感染；②右肺中叶内侧段及左肺下叶少许纤维灶。为进一步诊治入院。患者自起病以来，精神可，食欲佳，睡眠一般，大小便无异常，体重无明显变化。盆腔炎病史 10 余年，慢性胃炎病史 5 年，鼻炎病史 4 年，均未规律用药。无烟酒不良嗜好。

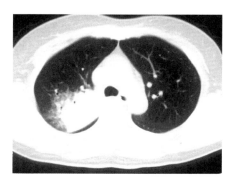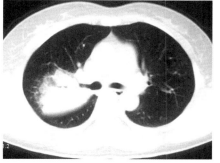

<table>
<tr><td>图 3 - 1　隆突层面：右上叶
实变影，周围可见
渗出性磨玻璃影</td><td>图 3 - 2　左右主支气管分叉层面：
右上叶实变影，其内可见
支气管充气征，周围少许
渗出性磨玻璃影</td></tr>
</table>

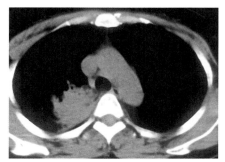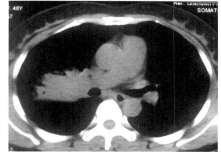

图 3 - 3　隆突层面及肺动脉层面：右上叶实变影

[入院查体]　体温 36.6 ℃，脉搏 78 次/分，血压 90/60 mmHg，呼吸 18 次/分。神志清楚，全身浅表淋巴结未触及肿大，颜面部无水肿，两肺呼吸音稍弱，未闻及明显干湿性啰音，心律齐，各瓣膜区未闻及明显杂音，腹软，无压痛、反跳痛，双下肢无水肿。

[**实验室检查**]　血常规：白细胞计数 7.77×10^9/L，红细胞计数 4.36×10^{12}/L，血红蛋白 130 g/L，血小板计数 177×10^9/L，红细胞沉降率 30 mm/h，降钙素原 0.13 ng/mL，真菌（1-3）-β-D-葡聚糖 ＜20 pg/mL。肝功能、血脂、血糖、肾功能、电解质、尿常规、便常规、甲胎蛋白、癌胚抗原、铁蛋白、糖类抗原 199 未见异常。

[**辅助检查**]　心电图未见明显异常。心脏、胸腔及腹部彩超：二尖瓣、三尖瓣微量反流。肝、胆、胰、脾、双肾、双输尿管、膀胱未见明显异常。双侧胸腔未见明显积液。2014 年 3 月 24 日行电子支气管镜检查（图 3 - 4、图 3 - 5），镜下见右上叶开口处黏膜肥厚、肿胀，表面凹凸不平，右上叶各段支气管开口明显狭窄，周围黏膜明显肥厚，表面不平，呈浸润性生长，在此处黏膜活检，易出血。右中、下叶各段支气管管腔通畅，黏膜光滑。

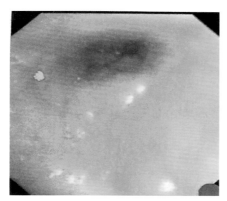
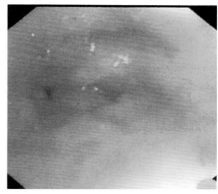

图 3 - 4　右上叶开口处可见黏膜肥厚、肿胀，表面凹凸不平　　　图 3 - 5　右上叶各段支气管开口明显狭窄，周围黏膜明显肥厚，呈浸润性生长

病理活检：支气管黏膜间质内见大量弥漫一致的小淋巴细胞浸润，细胞单一。免疫组化：κ（ － ）、λ（ ＋ ）、LCA（ ＋ ）、CD56（ － ）、Syn（ － ）、CgA（ － ）、TTF-1（ － ）、CK（ － ）、CD20（ ＋ ）、Bcl-2（ ＋ ）、CD3（ － ）、Ki-67 约 15%（ ＋ ）。病理诊断：（右肺上

笔记

叶）黏膜相关淋巴组织结外边缘区 B 细胞淋巴瘤。

[**诊断**] 原发性肺黏膜相关淋巴组织淋巴瘤。

[**治疗**] 病理诊断结果回报后，患者家属要求出院，故于 2014-03-27 出院。

病例分析

1. 病例特点

①中年女性，慢性病程，既往无呼吸系统疾病病史；以反复咳嗽、咳痰伴逐渐出现的胸背部疼痛为主要症状。②体检无特殊。③实验室检查：感染性指标无异常升高，肿瘤指标无升高。④胸部 CT：右上叶实变影，其内可见支气管充气征，周围少许渗出性磨玻璃影。⑤气管镜下可见：右上叶开口处黏膜肥厚、肿胀，表面凹凸不平，呈浸润性生长。⑥病理：黏膜相关淋巴组织结外边缘区 B 细胞淋巴瘤。

2. 诊疗思路

患者为中年女性，以咳嗽、咳痰等非特异性呼吸道症状为主要临床表现，伴有胸背部疼痛及活动后胸闷、气喘，无肩背部放射痛，病程期间多次予以抗感染治疗效果不明显。查体：右肺上叶呼吸音弱。前后多次复查胸部 CT 示同一感染部位：右肺上叶实变影，且周围有渗出。电子支气管镜检查结果：右肺上叶支气管增厚、明显狭窄。结合以上病史、症状及影像学表现，需与肺炎、细支气管肺泡癌、肺 Wegener 肉芽肿、肺结节病、肺继发性淋巴瘤等疾病相鉴别。为进一步明确右肺上叶支气管黏膜增生的组织病理性质，行支气管镜下活检，病理结果提示黏膜相关淋巴组织结外边缘区 B 细胞淋巴瘤。综合以上检查，符合肺 MALT 淋巴瘤诊断。

笔记

3. 疾病介绍

概念：黏膜相关淋巴组织（mucosal-associated lymphoid tissue，MALT）淋巴瘤是黏膜边缘区 B 淋巴细胞增生的非霍奇金淋巴瘤，最早于 1983 年由 Lsaacson 和 Wright 报道，是一种病灶相对局限、生存期长的惰性肿瘤，因其生长缓慢及偏良性的组织学特点，以前被称为"假淋巴瘤"，其预后良好。MALT 淋巴瘤可分为 3 大类：胃 MALT 淋巴瘤、非胃 MALT 淋巴瘤及皮肤 MALT 淋巴瘤。MALT 淋巴瘤可侵犯包括消化道、眼附属器、唾液腺、甲状腺、肺、胸腺及乳腺、膀胱在内的众多脏器。胃是最常见的受累部位，所占比例超过 2/3，而肺是非胃 MALT 淋巴瘤最常见的病灶部位。原发或因扩散继发侵犯气管的 MALT 淋巴瘤极为罕见。随着分子生物学的发展和免疫组化的应用，发现其为单克隆性的淋巴瘤本质，并且 90% 起源于肺 MALT，属于边缘区 B 细胞淋巴瘤（marginalzone B-cell lymphoma，MZBL），因此在欧美淋巴瘤分型修订方案（REAL 分类）中称之为肺 MALT-MZL。肺黏膜相关淋巴组织在正常生理状态下不存在，但是可以通过慢性刺激由边缘区 B 淋巴细胞积聚而成。肺 MALT 淋巴瘤病因不明，目前认为该病与慢性感染、吸烟有关，另外部分自身免疫性疾病可促使本病的发生。

影像学表现：肺 MALT 淋巴瘤常多发，影像学表现多样，可表现为实变、结节、磨玻璃影、肿块及间质性改变，最常见的表现为肺实变。病灶内常可见充气的支气管走行，充气的支气管常扩张并达病灶的边缘，这是由于肺 MALT 淋巴瘤起源于肺间质，肿瘤沿着脏器解剖结构生长，周围增生的结缔组织牵拉导致支气管扩张，这与传统意义上的支气管扩张不同，其支气管管壁无破坏，因此肺 MALT 淋巴瘤的支气管扩张可以在肿瘤的治疗过程中消失。多数学者认为支气管充气征是肺淋巴瘤较具特征性的表现。结节多沿着支气管血管束分布，磨玻璃影及小叶间隔增厚、支气管管壁增厚亦较常见。国外多名学者对肺 MALT 淋巴瘤进行影像病理对照研究发现，该病表现多样的病理基础为肿瘤浸润引起间质的增厚、肺泡壁的破坏和肺泡腔的充盈，当肿瘤组织充盈肺泡腔时形成肿块、实变及结节，而磨玻璃影是小叶间隔、肺泡壁的淋巴瘤样浸润造成的。"血管漂浮征"是本病的另一特点，亦有文献称其为"血管造影征"，即增强扫描后病灶内肺动静脉形态及走行正常，对比剂充盈良好。肺 MALT 淋巴瘤部分病变内可见囊腔，囊腔的形成可能与淀粉样物质或支气管扩张有关，增强扫描多为轻至中度强化，强化均匀，病灶内未见液化及坏死。胸腔积液是肺 MALT 淋巴瘤的少见征象，另外与肺继发性淋巴瘤不同的是，肺 MALT 淋巴瘤很少见到纵隔及肺门的淋巴结肿大。

目前诊断肺 MALT 淋巴瘤仍需组织病理学检查，免疫组化是诊断的关键。肺 MALT 淋巴瘤的组织病理学标准如下：①淋巴细胞在上皮内浸润形成淋巴上皮病变，出现反应性淋巴滤泡，肿瘤性滤泡可与反应性滤泡同时存在，形成滤泡克隆化。具有边缘区细胞和单核细胞样 B 细胞、小淋巴样细胞，浆细胞和弥散分布的转化母细胞。②免疫表型瘤细胞表达 B 细胞相关抗原，免疫组化为 CD20（＋），cyclin D1（－），Ki-67 指数介于 5%～25%。另外，我们还可采用 IgH 基因重排聚合酶链反应法检测单克隆，但这种方法只有约 60% 的敏感性。为了增加诊断的敏感性，还可采用细胞学标本检测肺 MALT 特异性基因 *API2-MALT1*。

鉴别诊断：肺 MALT 淋巴瘤应与影像上表现为结节、实变影的肺部疾病相鉴别，如肺炎、细支气管肺泡癌、肺 Wegener 肉芽肿、肺结节病、肺继发性淋巴瘤、肺结核等。①肺炎：常表现为斑片状或肺叶、肺段实变影，可见支气管充气征，临床多表现为寒战、高

笔记

热、咳嗽、咳痰等，与肺 MALT 淋巴瘤不同的是，肺炎通常经抗炎治疗后短期内可见明显吸收好转，而肺 MALT 淋巴瘤病灶可较长时间没有影像学变化。②细支气管肺泡癌：通常进展较快，临床症状显著，表现为憋气、胸闷及咳嗽等，影像学亦可见支气管充气征，但肺泡癌支气管管壁僵硬、狭窄，多呈不规则枯枝样改变或中断表现。③肺 Wegener 肉芽肿：表现为多发结节、肿块及斑片状高密度影，但病灶内空洞常见。临床上常有上呼吸道（鼻）、下呼吸道（肺）及肾脏受累（"鼻、肺、肾"三联征）。④肺结节病：表现多样，肺内可见网状结节、支气管充气征及线样纤维化等改变，常可见肺门淋巴结对称性肿大。⑤肺继发性淋巴瘤：为肺外淋巴瘤浸润肺部所致，除双肺病变外，纵隔及肺门淋巴结肿大常见，而肺 MALT 淋巴瘤少见。⑥肺结核：临床上会有结核中毒的症状，可有长毛刺、钙化及空洞，周围常见卫星灶，结核菌素试验阳性。

治疗：目前对肺 MALT-MZL 的治疗尚无广泛共识或指南，对于局限性肺黏膜相关淋巴瘤，手术是首选治疗方法，对于能够切除病变的患者，外科手术可延长生存期。手术一方面可以尽量切净病变组织，更重要的是明确病理，为下一步治疗提供依据。对于双侧病变、弥漫性肺浸润病变、不能切除的单侧病变或复发患者，首选联合应用环磷酰胺、阿奇霉素、长春新碱和强的松的 CHOP 方案化疗，但也有研究认为联合化疗和单药化疗相比差异无统计学意义；对于表达 CD20 的 B 细胞淋巴瘤，加用利妥昔单抗治疗，可提高远期生存率。但放疗较少采用。肺 MALT-MZL 属于惰性淋巴瘤，预后良好，5 年生存率高达 50%，中位生存时间 > 10 年，但年龄大于 60 岁、血 β_2-微球蛋白升高者预后不良；病理中出现淋巴上皮病变提示预后较好，出现淀粉样物质沉积预后较差。

笔记

专家点评

　　肺 MALT 淋巴瘤是来源于黏膜组织的非霍奇金淋巴瘤的一种亚型，该病多发生于胃肠道，发生于肺部的 MALT 淋巴瘤非常少见，易误诊。肺 MALT 淋巴瘤临床无特异性，多层螺旋 CT（MSCT）在肺 MALT 淋巴瘤的临床诊治中具有重要价值，但确诊仍需靠组织病理学和免疫组化检查。肺 MALT 淋巴瘤在 CT 上多表现为单发或多发实变影伴支气管充气征，亦可见表现为结节、磨玻璃影或肿块，"血管漂浮征"是其另一重要特征。对于以上影像表现并且临床病程发展缓慢，抗炎效果不佳者，应该考虑肺 MALT 淋巴瘤的可能，需及时行支气管镜或经皮穿刺肺活检。

参考文献

1. ISAACSON P, WRIGHT D H. Malignant lymphoma of mucosa-associated lymphoid tissue. A distinctive type of B-cell lymphoma. Cancer, 1983, 52(8): 1410 - 1416.

2. KOSS M N, HOCHHOLZER L, NICHOLS P W, et al. Primary non-Hodgkin's lymphoma and pseudolymphoma of lung: a study of 161 patients. Hum Pathol, 1983, 14(12): 1024 - 1038.

3. HARRIS N L, JAFFE E S, DIEBOLD J, et al. Lymphoma classification from controversy to consensus: the R. E. A. L. and WHO Classification of lymphoid neoplasms. Ann Oncol, 2000, 11(Suppl 1): 3 - 10.

4. TRAVIS W D, MULER-HERMELINK H K, HARRIS C C, et al. World Health Organization Classification of Tumours: pathology and genetics of tumours of the lung, pleura, thymus and heart. Lyon: IARC Press, 2004: 95 - 98.

5. JAFE E S, HARRIS N L, STEIN H, et al. World Health Organization Classification of Tumours: Pathology and genetics of tumours of haema-topoietic and lymphoid tissues. Lyon: IARC Press, 2001: 157 - 160.

笔记

6. MAJID N, KAMAL EL B, ONCOLOGY B, et al. Primary pulmonary lymphoma：about five cases and literature review. Lung Lndia, 2014, 31(1)：53 - 55.

7. 隋昕, 宋伟, 金征宇, 等. 肺黏膜相关淋巴组织淋巴瘤的临床与影像表现. 中国医学科学院学报, 2012, 34(1)：41 - 45.

8. 赵倩, 赵绍宏, 蔡祖龙, 等. 原发性肺淋巴瘤的 CT 表现. 中国医学影像学杂志, 2009, 17：42 - 45.

9. 王春, 周建军, 丁玉芹, 等. 单发肺炎实变型肺 MALT 淋巴瘤的多排螺旋 CT 诊断及鉴别. 浙江医学, 2013, 35(13)：1263 - 1265.

10. YOON R G, KIM M Y, SONG J W, et al. Primary endobronchial marginal zone B-cell lymphoma of bronchus-associated lymphoid tissue：CT findings in 7 patients. Korean J Radiol, 2013, 14(2)：366 - 374.

11. TROPPAN K, WENZL K, NEUMEISTER P, et al. Molecular pathogenesis of MALT lymphoma. Gastroenterol Res Pract, 2015, 2015：102656.

12. ADRISH M, VENKATRAM S, NIAZI M, et al. Concurrent lung squamous cell carcinoma and extranodal marginal zone B-cell lymphoma of mucosa-associated lymphoid tissue type. J Bronchology Interv Pulmonol, 2014, 21(1)：96 - 99.

13. 李天女, 黄庆娟, 丁重阳, 等, 肺黏膜相关淋巴组织型淋巴瘤的影像表现. 中华放射学杂志, 2011, 45(2)：149 - 152.

14. NOGUCHI S, YATERA K, KIDO T, et al. Pulmonary mucosa-associated lymphoid tissue(MALT) lymphoma with multiple thin-walled pulmonary cysts：a case report and review of the literature. Intern Med, 2013, 52(20)：2325 - 2329.

15. KANG L Y, HO S P, CHOU Y P. Primary thymic mucosa-associated lymphoid tissue lymphoma with multiple thin walled lung cysts；case report and literature review. Chin J Cancer Res, 2013, 25(3)：354 - 357.

16. HARRIS N L, ISAACSON P G. What are the criteria for distinguishing MALT from non-MALT lymphoma at extranodal sites? Am J Clin Pathol, 1999, 111(1 Suppl 1)：S126 - S132.

17. KANG H S, LEE H Y, KIM S J, et al. An unusual presentation of pulmonary

笔记

mucosa-associated lymphoid tissue lymphoma as diffuse pulmonary infiltrates with spontaneous regression. Cancer Res Treat, 2015, 47(4): 943 – 948.

18. KIDO T, YATERA K, NOGUCHI S, et al. Detection of MALTl gene rearrangements in BAL fluid cells for the diagnosis of pulmonary mucosa-associated lymphoid tissue lymphoma. Chest, 2012, 141: 176 – 182.

19. VANDEN EYNDEN F, FADEL E, DE PERROT M, et al. Role of surgery in the treatment of primary pulmonary B-cell lymphoma. Ann Thorac Surg, 2007, 83(1): 236 – 240.

20. OGURA M. Therapeutic advances for indolent lymphomas. Nihon Rinsho, 2000, 58 (3): 682 – 694.

21. CADRANEL J, WISLEZ M, ANTOINE M. Primary pulmonary lymphoma. Eur Respir J, 2002, 20(3): 750 – 762.

笔记

004.
支气管错构瘤

病历摘要

患者，老年男性，68 岁，主因"反复咳嗽、咳痰 15 年，再发加重伴胸闷 2 个月"入院。

患者诉 15 年前无明显诱因出现咳嗽、咳痰，咳黄浓痰，晨起及夜间症状明显，无明显胸闷、气喘，冬春季节多发，15 年来上述症状反复发作，每次发作后均至当地卫生院予对症治疗后症状缓解；此次由于 2 个月前，患者受凉后再次出现咳嗽、咳痰，并伴有胸闷，活动后胸闷症状加重，无发热、胸痛，无头晕、头痛、腹痛、腹胀等不适，至当地卫生院治疗，无明显好转。后至鄱阳县某医院就诊，行胸部 CT：①左主支气管腔内异常密度影，气管异物？

占位？②慢性支气管炎、肺气肿；③纵隔多发增大淋巴结；④左侧少量胸腔积液，双侧胸膜增厚并右侧钙化。为求进一步诊治至我院门诊就诊，拟"支气管异物？慢性支气管炎"收入院。患者为农民，既往有高血压病史，未正规监测血压及服用药物控制；有吸烟史，每天 2 包，吸烟 30 余年；否认异物吸入史；否认家族遗传病史。

[入院查体]　体温 36.5 ℃，脉搏 89 次/分，呼吸 24 次/分，血压 136/74 mmHg；神志清，浅表淋巴结未触及肿大，口唇未见发绀，左下肺可闻及湿性啰音，右肺未闻及明显干湿性啰音，心率 89 次/分，律齐，未闻及心脏杂音及心包摩擦音，腹软，无压痛、反跳痛，肝脾肋下未触及，双下肢无水肿。

[实验室检查]　血常规 + CRP：C 反应蛋白 20.07 mg/L，血常规大致正常；电解质：钾 3.11 mmol/L；肝功能、红细胞沉降率、降钙素原未见明显异常；输血四项、乙肝病毒定量 PCR（HBV-DNA）、便常规 + 潜血（OB）、尿液分析、肿瘤四项、B 型脑钠肽检测、肝功能、血清肌钙蛋白 I 检测、肾功能大致正常。

[辅助检查]　胸部 CT 平扫及三维成像：左主支气管分叉处混杂密度结节，考虑错构瘤；左肺下叶实变并周围少量渗出；双肺多发慢性纤维灶；双侧胸膜肥厚并右侧胸膜钙化；双侧胸腔少量积液；冠状动脉粥样硬化。胸部 CT 增强扫描：左肺主支气管腔内结节影拟为错构瘤；左肺下叶含气不全、实变；双肺肺气肿、慢性炎症灶，左侧少量胸腔积液（图 4 - 1）。常规心电图：窦性心律，ST-T 改变。电子支气管镜：左主支气管下端见一新生物（图 4 - 2）；快速石蜡切片：镜下见片状炎性渗出及坏死，部分组织被覆鳞状上皮，另见少许软骨组织（图 4 - 3）。

笔记

31

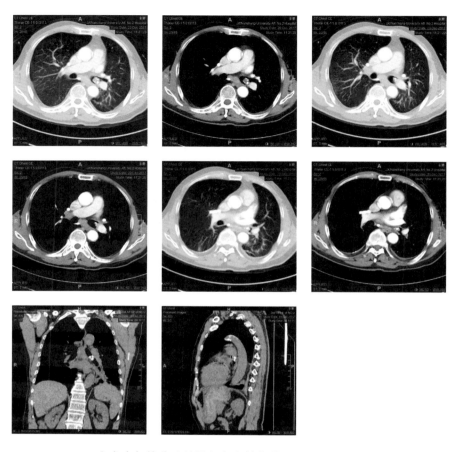

左主支气管分叉处混杂密度结节并见不均匀钙化。

图 4-1　胸部增强 CT 及三维重建

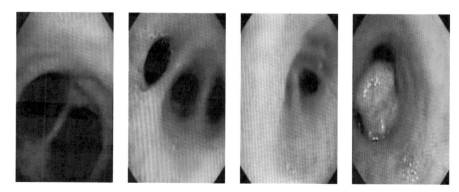

图 4-2　左主支气管下端见一新生物

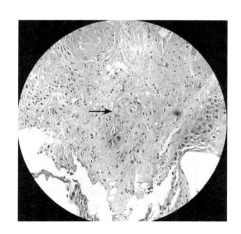

图 4 - 3　可见片状炎性渗出及坏死，部分组织被覆鳞状上皮，
另见少许软骨组织（箭头所指）

[诊断]　支气管错构瘤。

[治疗]　入院后予头孢哌酮钠舒巴坦钠抗感染、氨溴索化痰及胸腺肽增强免疫力等治疗，完善气管镜后明确诊断为支气管错构瘤后，建议患者手术切除治疗，家属考虑手术风险，要求保守治疗，因此先后 3 次在气管镜下行赘生物氩气烧灼（图 4 - 4），术后给予卡络磺钠等止血处理，现患者咳嗽、咳痰症状有所改善。

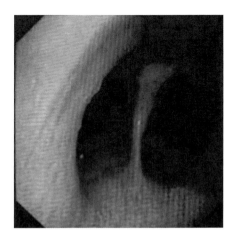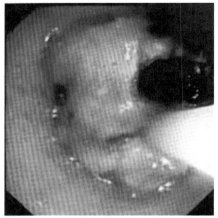

图 4 - 4　患者支气管镜下给予氩气治疗

病例分析

1. 病例特点

①老年男性，慢性起病；既往有高血压病史；有重度吸烟史；否认异物吸入史。②以"反复咳嗽、咳痰 15 年，再发加重伴胸闷 2 个月"主诉入院。③查体：左下肺可闻及湿性啰音，余未见明显异常。④实验室检查：C 反应蛋白 20.07 mg/L；肿瘤标志物阴性；余生化及相关炎性指标均未见明显异常。⑤胸部 CT 平扫及三维成像：左主支气管分叉处混杂密度结节，考虑错构瘤；左肺下叶实变并周围少量渗出；双肺多发慢性纤维灶；双侧胸膜肥厚并右侧胸膜钙化；双侧胸腔少量积液；冠状动脉粥样硬化。胸部 CT 增强扫描：左肺主支气管腔内结节影拟为错构瘤，请结合组织学检查；左肺下叶含气不全、实变；双肺肺气肿、慢性炎症灶，左侧少量胸腔积液。⑥电子支气管镜：左主支气管下端见一新生物；病理结果：镜下见片状炎性渗出及坏死，部分组织被覆鳞状上皮，另见少许软骨组织。结合临床，考虑为支气管错构瘤。明确诊断后，先后给予该患者 3 次支气管镜下氩气烧灼治疗，患者症状有所改善。

2. 疾病介绍

肺错构瘤是肺内常见良性肿瘤，好发年龄为 40 ~ 60 岁，男性多于女性，右肺多于左肺，多为单发。根据发生部位分为肺实质内型和支气管内型，两者组织来源一致，均起源于支气管黏膜下未分化间叶组织，由原始间叶组织化生的骨、软骨、脂肪及平滑肌等构成，还可有增生的支气管黏膜成分。支气管错构瘤较为少见，仅占 1.4% ~ 10%，肿瘤较小时，无临床症状，肿瘤增大阻塞气管或支气管产生相应症状，如咳嗽、咳痰、喘鸣、发热等，发生于支气管者最常见的临床表现为反复肺内感染。

支气管错构瘤的临床表现多种多样，早期阶段可以无任何症状。随着病情发展，患者可出现反复咳嗽、咳痰、咯血、发热、气促、胸痛等不适；如果瘤体阻塞气管或主支气管腔2/3以上，患者可能出现严重呼吸困难，若瘤体活动度大，呼吸困难症状可随体位改变而加重。因此，即使早期患者无症状，也必须予以治疗。

支气管错构瘤在胸部CT上主要表现为支气管内肿块，伴或不伴阻塞性肺炎或肺不张。由于支气管错构瘤由多种组织成分构成，肿块多表现为密度不均，边界清楚，富含脂肪组织，CT值一般小于20 Hu。当CT显示脂肪密度肿块且增强扫描无明显强化或轻中度强化时，高度提示错构瘤可能。钙化是支气管错构瘤的另一个重要CT征象，单个或多个小点状钙化具有诊断意义。目前认为钙化的发生与肿瘤的大小有关，瘤体越大，钙化越容易发生。支气管错构瘤大多无明显纵隔或肺门淋巴结肿大，部分淋巴结肿大考虑与反复的肺部炎症有关。

支气管错构瘤在支气管镜下通常表现为息肉样肿块向气管或直径较大的支气管腔内生长，呈圆形或卵圆形，质韧，边界清楚，表面光滑，部分有蒂与管壁相连，无黏膜下浸润，直径多在2 cm以内，而几乎完全阻塞管腔并从远端细小支气管向中心气道蔓延生长的巨大支气管错构瘤极为少见。经支气管镜活检是诊断的重要手段，但有研究表明支气管镜下常规活检病理诊断支气管错构瘤阳性的概率仅为15.0%～38.5%，其原因可能与肿物质地较韧、内镜下所能取得的病理组织较少有关，最终还需通过手术切除完整瘤体进行病理确诊，可检测到骨、软骨、脂肪、肌肉、结缔组织及上皮细胞等组织共存。

肺错构瘤需与以下疾病进行鉴别。

（1）支气管肺癌：支气管错构瘤为良性肿瘤，生长缓慢，病程较长，临床症状间断、较轻，增强 CT 扫描强化不明显，无纵隔及肺门淋巴结肿大，肿块内出现钙化或脂肪密度有诊断价值，支气管镜下见肿块表面光滑，不侵及支气管壁。而支气管肺癌病程较短，症状进行性加重，患者常有消瘦，CT 示肿块呈结节或团块状，边缘常有毛刺、分叶，常伴纵隔及肺门淋巴结肿大，增强后呈不均匀明显强化，支气管镜下多为菜花样肿物，表面覆有污浊坏死物，失去光泽，管壁黏膜粗糙糜烂，可见呈细小颗粒改变的癌浸润。

（2）支气管结核：支气管结核患者常有慢性咳嗽、咳痰，部分伴有潮热、盗汗等结核中毒症状，CT 多表现为支气管壁不规则增厚、扭曲，范围较广，支气管腔狭窄和扩张相间隔，支气管壁内斑点状钙化较常见，管腔内肿物极少见，肺部常伴有结核播散病灶，痰涂片找抗酸杆菌有助于鉴别。

（3）慢性阻塞性肺疾病、支气管哮喘：支气管错构瘤引起阻塞性肺炎、肺不张时，临床上常常表现为反复咳嗽、咳痰、呼吸困难、喘鸣，易误诊为慢性阻塞性肺病、支气管哮喘，影像学检查和支气管镜检查可鉴别。

在治疗方面，传统的标准治疗方法为手术切除，包括外科手术切开气管、摘除肿瘤或行肺楔形切除、支气管袖状切除等，但手术治疗费用高、创伤大，恢复时间长，对于肺功能差、老年患者手术风险大，影响术后生活质量。近年来，内镜介入治疗已成为首选治疗方法。其种类繁多，具体包括经气管镜消融（电凝、NdYAG 激光、氩等离子体凝固术等）及经气管镜摘除（高频电圈套器、高频电刀或冷冻冻切等）。但内镜介入治疗存在局限性，早期瘤体小，可经内镜清除，随着瘤体的增大，内镜清除难度增加。对于管腔内的残余组织，部分研究者主张只要患者临床症状改善，可不做任何处理，定期随访；但也有学者提出应尽量行内镜介入治疗或外科手术以清除残余组织。由于残余的基底部与管壁相连，且管壁较薄，为防止管壁穿孔等严重损伤，可采用气管镜下冷冻或 APC 治疗。支气管错构瘤为良性病变，经内镜介入或手术治疗后，大多可根治，预后良好，但少数病例治疗后会出现复发或恶变。

专家点评

本例患者以长期反复咳嗽、咳痰为主要临床表现，其临床表现缺乏特异性，因此影像学及支气管镜病理活检对该病具有较高诊断价值。本病例采用经支气管镜介入治疗效果良好。

参考文献

1. COSÍO B G, VILLENA V, ECHAVE-SUSTAETA J, et al. Endobronchial hamartoma. Chest, 2002, 122(1): 202 - 205.

2. AHMED S, ARSHAD A, MADOR M J, et al. Endobronchial hamartoma; a rare structural cause of chronic cough. Respir Med Case Rep, 2017, 22: 224 - 227.

3. 王继旺, 黄茂, 查王健, 等. 经可弯曲支气管镜介入治疗管内型肺错构瘤疗效分析. 中华结核和呼吸杂志, 2013, 36(12): 963 - 967.

4. 钟桂棉, 张金娥, 赵振军. 支气管内型错构瘤的 CT 诊断. 中华放射学杂志, 2011, 45(6): 594 - 596.

5. 张凌云, 高宝安, 向光明, 等. 高频圈套器切除支气管内错构瘤一例并文献分析. 中国呼吸与危重监护杂志, 2017, 16(1): 78 - 80.

6. KIM S A, UM S W, SONG J U, et al. Bronchoscopic features and bronchoscopic intervention for endobronchial hamartoma. Respirology, 2010, 15(1): 150 - 154.

7. EL-KERSH K，PEREZ R L，GAUHAR U. A 63-year-old man with a chronic cough and an endobronchial lesion. Diagnosis：endobronchial hamartoma. Chest，2014，145 （4）：919 – 922.

8. 陈晔，张泽明，冯欣，等. 经支气管镜介入治疗支气管内型错构瘤 2 例. 河北医 药，2015，37(13)：2078 – 2079.

笔记

005
胸膜下多发结节影，
肺隐球菌病不能忘

病历摘要

患者，女，59 岁。主因"发现肺部结节 1 天"入院。

患者 1 天前无明显诱因突发剑突下疼痛就诊于我院急诊科，行胸部 CT 检查发现"右下肺见结节状、斑片状阴影，边界欠清；胆囊结石"。拟"肺结节，胆囊结石"收入我科治疗。患者自起病以来，精神、食欲、睡眠稍差，大小便正常，体力、体重无明显改变。

[入院查体] 生命体征平稳，神志清楚，心肺听诊未见明显异常，腹部无压痛、反跳痛，下肢无水肿，神经系统检查未见明显异常。

[实验室检查] 血常规、肾功能、电解质、超敏 C 反应蛋白测

笔记

定、糖化血红蛋白测定、凝血四项＋D-二聚体：正常。肝功能：直接胆红素 3.74 μmol/L，天门冬氨酸氨基转移酶 57.12 U/L，丙氨酸氨基转移酶 342.50 U/L。红细胞沉降率：22 mm/h。甲状腺功能：游离三碘甲状腺原氨酸 1.72 pg/mL，游离甲状腺素 0.55 ng/dL，超敏促甲状腺素 126.168 mIU/L。隐球菌荚膜多糖试验：（＋）。鳞状上皮细胞癌相关抗原、结核杆菌抗体测定、GM 试验、真菌检查：正常。常规心电图：窦性心动过缓，ST-T 改变。颅脑 MRI：双侧基底节区腔梗。胸部 CT：右下肺见结节状、斑片状阴影，边界欠清（图 5－1A）。

[诊断]　①肺隐球菌病；②胆囊结石；③甲状腺功能亢进症；④肝功能异常。

[治疗]　入科后结合隐球菌荚膜多糖试验结果考虑肺隐球菌感

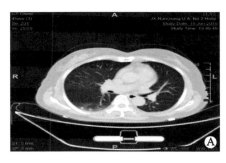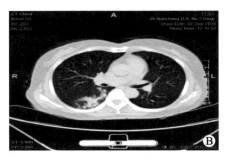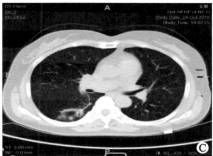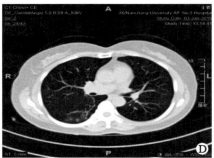

A：2018 年 6 月 18 日胸部 CT 示右下肺多发结节；B：2018 年 9 月 7 日胸部 CT 示右下肺病变增多趋势；C：2018 年 10 月 24 日胸部 CT 示右下肺病变较前吸收；D：2019 年 1 月 2 日胸部 CT 示右下肺病变明显吸收，纤维化。

图 5－1　胸部 CT

染可能，同时存在甲状腺功能降低，肝功能异常。因患者肝功能异常，暂不予以抗真菌治疗，建议定期复查胸部 CT，同时予以护肝、优甲乐等治疗。复查胸部 CT（图 5 - 1B）：右肺下叶病灶较前加重，考虑为真菌感染可能。予以氟康唑氯化钠注射液 200 mg，每天 2 次，同时给予护肝、优甲乐等对症支持治疗，后期改为氟康唑 200 mg，每天 2 次、口服。2018 年 10 月 24 日胸部 CT（图 5 - 1C）：右肺下叶部分病灶稍有吸收。2019 年 1 月 2 日胸部 CT（图 5 - 1D）：右下肺多发结节病变明显吸收。

病例分析

1. 病例特点

①中年女性，既往无呼吸系统疾病史，无免疫缺陷病史。②无呼吸道症状，因偶发原因行胸部 CT 检查发现病变。③查体无呼吸系统及其他系统疾病体征。④实验室检查：隐球菌荚膜多糖试验（＋）。⑤胸部 CT 提示右下肺多发结节影。氟康唑治疗，病变吸收，纤维化。

2. 诊疗思路

肺隐球菌病根据疾病所处的时期不同，胸部 CT 表现可分为 2 种类型：①结节肿块型：结节肿块型又分为单发结节肿块型及多发结节肿块型，单发结节肿块型病灶多小于 3 cm，以实性结节为多见，可以伴或不伴晕征，少数可呈分叶状，一般无毛刺及血管集束征，少见磨玻璃密度结节，一般无纵隔及肺门淋巴结肿大，需要与周围型肺癌、结核球鉴别；多发结节肿块型以一个病灶为主伴有卫星灶或以一个主体结节肿块为主伴发散在小结节灶，小结节与主体病灶有相对集中分布趋势，在疾病进程中有融合成团的趋势，需要与肺癌肺内转移或肺结核相鉴别；②非结节肿块型：非结节肿块型表现为单发或多发斑片实变影、斑片影与结节影混合影、弥漫性粟粒影，多见于免疫功能低下者，可见支气管充气征且多位于病灶近端，不贯穿整个病灶，多需与肺癌、肺炎相鉴别。

3. 疾病介绍

肺隐球菌病是由隐球菌所致的亚急性或慢性肺部真菌感染性疾病，隐球菌属至少有 38 个种，引起人类感染的主要有新型隐球菌和格特隐球菌，在所有肺部侵袭性真菌病变中，其发病率仅次于肺曲霉病、肺念珠菌病。若肺部为首发部位，或只有肺部感染者，称为原发性肺部隐球菌病。肺隐球菌病起病多隐匿，为条件致病性真菌病，临床表现不明显，影像学以结节及肿块影为主，缺乏特异性，临床上常常难以在早期做出诊断，易造成漏诊或误诊，尤其是在免疫功能正常者中不易及时发现。

病因：①慢性消耗性疾病，如糖尿病、肺结核、恶性肿瘤、AIDS、器官移植等导致细胞免疫功能下降的患者易伴发此病。②免疫抑制剂、糖皮质激素、抗肿瘤药、广谱抗生素的应用导致机体防御系统破坏或失调的患者易伴发此病。③病因不明：近几年病因不明患者增多，以中年男性多见。

临床表现：肺隐球菌病常见症状主要表现为咳嗽、咳痰（干咳或带有少量痰）、低热、头痛、胸痛等，罕见咳血，少见有气促、盗汗、食欲不振、恶心、呕吐、体重下降等，这些表现无特异性，与肺癌、肺炎、肺结核等呼吸系统疾病的表现相似，临床上易误诊。

影像学检查：胸部 CT 可见大小或部位不同的单发或多发结节肿块影、片状浸润影、弥漫混合病变等三种类型，病灶以中下肺野多见，多位于肺野外带。无症状和轻微症状者多表现为类圆形或形

笔记

态不规则非钙化密度增高影，边缘清晰或模糊，一般无胸膜凹陷征。有症状者影像学常表现为实变影或多发斑片浸润影，病灶密度相对较高，常见支气管充气征和空泡征，边缘清晰或稍模糊，病灶往往有融合。

组织病理学检查：确诊有赖于组织病理学检查，在肺组织肉芽肿或胶冻样病灶中见到典型荚膜、窄颈、芽生但无菌丝的酵母细胞有确诊意义，PAS、GMS 染色阳性。

血清学检查：隐球菌乳胶凝集试验可检测到脑脊液、血、胸腔积液、BALF 等标本中隐球菌荚膜多糖抗原，阳性尤其是高滴度（1∶160）对诊断有重要参考价值。

专家点评

本例患者隐球菌抗原检测是诊断的重要依据，目前常用的隐球菌抗原检测方法包括侧流免疫层析法（LFA）和乳胶凝集试验（LA），与培养、病理学检查相比，隐球菌抗原检测具有快速、简便的优势，同时具有较高的敏感性和极高的特异性。本例患者经给予抗隐球菌治疗，胸部 CT 影像可见病灶逐渐吸收好转，从而进一步说明诊断的正确性，但如抗隐球菌治疗疗效不理想应尽快进行组织病理学检查。诊断肺隐球菌病后，应进行腰穿检查以排除伴发中枢神经系统感染的可能。对于无免疫抑制宿主，肺部病灶局限，文献有全身播散的报道，因此推荐积极治疗，可服用氟康唑，每天 200～400 mg，持续 6 个月。

参考文献

1. 吕永革，梁焕莲，王建华，等. 新型隐球菌肺炎的临床、X 线胸片与多层螺旋 CT 的分析. 中国医学影像学杂志，2011，19（6）：424－428.

2. 王颖, 柳学国, 张秀兰. 肺隐球菌病的影像学表现(附 32 例分析). 放射学实践, 2003, 18(8): 579 - 581.

3. 刘又宁, 佘丹阳, 孙铁英, 等. 中国 1998 年至 2007 年临床确诊的肺真菌病患者的多中心回顾性调查. 中华结核和呼吸杂志, 2011, 34(2): 86 - 90.

4. SCHREIBER E G, ERASMUS J J, MCADAMS H P. A patient with newly diagnosed melanoma and pulmonary nodules. Chest, 1998, 113(3): 826 - 829.

5. 戈霞晖, 韩锋锋, 黄雁西, 等. 7 例肺隐球菌病的临床分析. 国际呼吸杂志, 2015, 35(2): 91 - 94.

笔记

006
两肺多发团块影——
肺毛霉病

📋 **病历摘要**

患者，中年男性，主因"发热伴左侧胸痛5天"入院。

患者自诉5天前无明显诱因出现发热，未监测体温，呈持续性发热，无畏寒，伴左侧针刺样胸痛，呈持续性，不向其他部位放射，咳嗽及深呼吸时明显，偶有咳嗽，咳少量白痰，无头晕、头痛，无胸闷、气促，无腹痛、腹胀，至都昌县某医院行胸部X线检查提示两肺内多发团块影，建议至上级医院诊治。遂于2018-12-01至我院急诊就诊，测体温38.4℃，血常规示白细胞轻度升高，行胸部CT提示两肺多发高密度影，考虑感染性病变，多发脓肿？双侧胸腔少量积液。急诊给予新癀片治疗后体温降至正常，建议住院治疗，遂今日至我院门诊拟"肺部感染"收入院。患者自发病以

笔记

45

来，精神、食欲、睡眠尚可，大小便正常，体重未见明显变化。半个月前患右侧胸壁带状疱疹，在外院行抗病毒等对症治疗后疱疹已结痂，目前仍间或有右侧胸痛。有关节炎病史 20 余年。长期从事桥梁及公路电焊工作，近期有清理废井史。抽烟 20 余年，每天 1 支。

[入院查体]   体温 37.8 ℃，脉搏 100 次/分，呼吸 20 次/分，血压 120/86 mmHg，神志清，右侧胸壁可见大面积结痂疱疹，不超过正中线，两肺呼吸音粗，未闻及干湿性啰音，心率 100 次/分，心律齐，各瓣膜未闻及病理性杂音。腹软，无压痛及反跳痛，肝脾肋下未触及，双下肢无水肿。

[实验室检查]   急诊血常规：白细胞计数 $13.56 \times 10^9/L$，N%：74%，C 反应蛋白 > 200 mg/L。入院后相关检查：血培养、肿瘤四项的 AFP、CEA、CA199 正常，铁蛋白 > 1650 ng/mL，肝肾功能、电解质、心肌酶、ANA、ANCA、ANA3、免疫功能六项无明显异常，G 试验、GM 试验、隐球菌荚膜多糖试验（－），$CD4^+/CD8^+$ 为 0.89。

[辅助检查]   胸部 CT（我院 2018-12-01）见图 6－1。

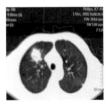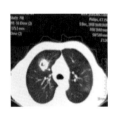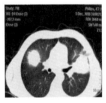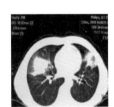
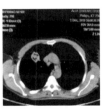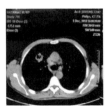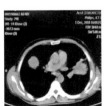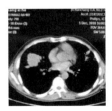

图 6－1   两肺多发实变、结节影，可见晕征以及反晕征

[诊断]   肺部阴影：感染？

[治疗]　入院后分别给予美罗培南及伏立康唑抗感染治疗无效果，患者仍然持续发热（图6-2）。

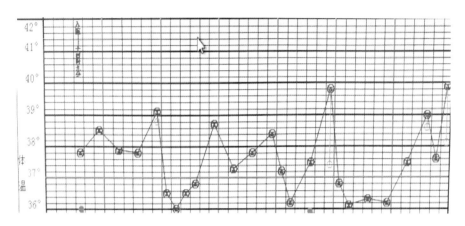

图6-2　给予美罗培南及伏立康唑抗感染治疗后仍然持续发热

行电子支气管镜检查无明显异常，左侧舌叶灌洗液GM试验以及刷片等无明显异常。遂于2018-12-10行右上叶经皮穿刺肺活检：镜下见坏死红染的组织中散在分布中性粒细胞和少许淋巴细胞，部分见真菌菌丝，倾向毛霉菌感染，PAS、PASM染色(＋)（图6-3）。2018-12-17给予泊沙康唑治疗后患者仍然有中等发热（图6-4）。

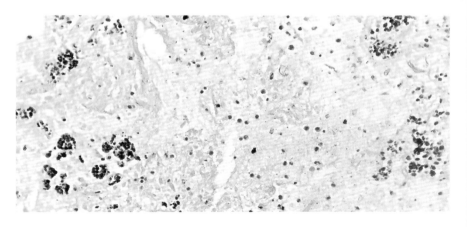

图6-3　镜下见坏死红染的组织中散在分布中性粒细胞和
少许淋巴细胞，部分见真菌菌丝（×400倍）

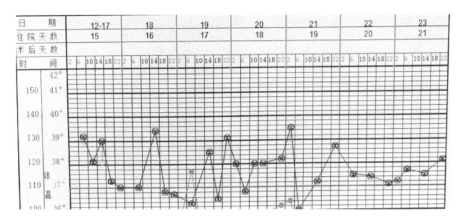

图 6-4　给予泊沙康唑治疗仍然有中等发热

建议患者两性霉素 B 抗真菌治疗，患者拒绝，并至上海某医院继续治疗，再次行经皮穿刺肺活检提示毛霉菌感染。2019-01-03 复查胸部 CT 见病灶明显增大（图 6-5）。

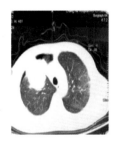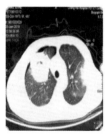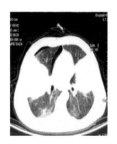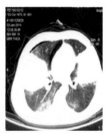

图 6-5　复查胸部 CT 见病灶明显增大

遂于 2019-01-04 返我院再次住院治疗，给予两性霉素 B 25 mg + 泊沙康唑治疗，5 天后体温降至正常，复查血常规、C 反应蛋白恢复正常。在使用两性霉素 B 总量满 3 g 后继续给予泊沙康唑治疗，2019-07-04 复查胸部 CT 见图 6-6。继续给予泊沙康唑口服混悬液治疗，2019-08-08 复查胸部 CT 见图 6-7。

笔记

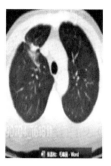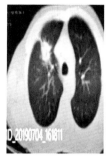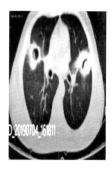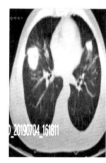

图 6-6　肺部病灶明显缩小，肺结节内空洞及半月征形成

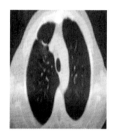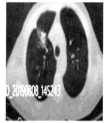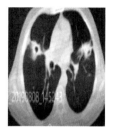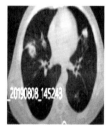

图 6-7　肺部病灶进一步缩小

病例分析

1. 病例特点

①中年男性，急性起病。②主要表现为持续发热、胸痛、气道分泌物少。③有带状疱疹病史，长期从事桥梁及公路电焊工作，近期有清理废井史。④肺部体征少。⑤胸部 CT 表现为两肺多发结节、片状影，随疾病进展可见晕征、反晕征、实变影、大晕征以及空洞征。⑥抗生素治疗无效果，两性霉素 B 治疗有效。

2. 疾病介绍

毛霉病是由毛霉目真菌引起的疾病，也称接合菌病，多属条件致病菌，致病菌主要包括根霉属、毛霉属、犁头霉属，在自然环境中广泛存在。正常情况下人体鼻咽部可分布毛霉菌，毒力弱，易在

49

高糖和酸性环境下生长，穿透能力强，免疫功能健全的机体很少感染，当免疫低下时，人体吸入孢子菌或通过血源性途径可感染该疾病，常见的致病诱因有糖尿病酸中毒、营养不良、免疫缺陷类疾病、严重烧伤、肿瘤等，应用免疫抑制类药物（激素、细胞毒药物、免疫抑制剂、化疗药等）、长期应用广谱抗生素、有创类操作（静脉插管、血液透析、机械通气等）也可并发此病。

毛霉病起病急、进展快，一般急性或亚急性起病，仅少数表现为慢性感染，病死率高达40%～70%，毛霉病可累及鼻窦、中枢、眼部、肺、胃肠道、皮肤等多个器官，鼻脑型最为常见，肺毛霉病次之。在真菌感染性疾病中，毛霉病排第4位，占真菌感染的8.3%～13%，位于假丝酵母菌和曲霉菌之后，在肺部侵袭性真菌感染中占第5位。肺毛霉病临床表现无特异性，国外有关文献报道的常见症状有发热（63%）、咳嗽（61%）、胸痛（37%）、呼吸困难（29%）、咯血（26%），但国内报道与此有差异，分别是咳嗽（89%）、发热（85%）、咯血（63%）、胸痛（26%）、气促（26%）。患者发热多为持续性高热，肺部体征可有湿性啰音，影像学表现缺乏特异性，胸部X线检查意义不大，胸部CT常表现为单发或多发渗出影、软组织影，好发部位为上叶，下叶少见，偶合并胸腔积液、肺门淋巴结肿大、肺不张，可出现晕征、新月征、空洞，增强扫描可轻中度强化。在非AIDS患者中，以肺部渗出性改变多见，在AIDS患者中则以两肺多发粟粒样结节为特点，HRCT有助于提高诊断肺毛霉病的敏感性。目前的真菌抗原检测，如G试验、GM试验，对毛霉病的诊断并无太大价值，无特异的血清学试验能确定诊断，痰培养、血培养、灌洗液培养时间长，阳性率极低，且痰培养、血培养、支气管肺泡灌洗液培养存在假阳性可能，确诊有赖于活体组织发现特征性毛霉菌菌丝或非污染体液中培养出

笔记

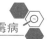

毛霉菌。

　　毛霉菌穿透性强，菌丝可穿透支气管壁侵犯血管壁、血管腔，从而形成血栓，造成组织缺血、梗死，故抗菌药物难以到达病灶，目前一般抗真菌药物常对其无效。该病属于严重真菌感染，早期诊断及治疗极为重要，治疗上首先控制基础疾病，避免发病诱因，增强机体免疫力，若具备外科手术指征应积极切除病灶，抗真菌药物首选两性霉素 B 或其酯类制剂，目前国外已可用艾沙康唑作为首选药物治疗。临床上使用应注意两性霉素 B 的肾毒性，若患者不能耐受或效果不明显，可次选泊沙康唑，其他抗真菌药物如卡泊芬净、伏立康唑对毛霉菌不敏感，虽然有报道表明联合抗真菌治疗疗效显著，但其价值仍需进一步研究和证实，也有文献报道高压氧治疗能起到辅助治疗作用。

　　肺毛霉病需要与下述疾病相鉴别。①暴发性细菌性肺炎：病变呈大叶性或肺段性分布，病变中可见空气支气管征，病变密度均匀，边缘被胸膜局限且平直，消散期病变呈条索状阴影或完全吸收。②病毒性肺炎：病毒性肺炎可以表现为透光度下降呈磨玻璃样变，肺纹理增粗，边缘模糊，也可以表现为结节状阴影。③肺恶性肿瘤：中央型支气管肺癌可见肺门肿块影，呈分叶状或边缘不规则形，常同时伴有阻塞性肺炎或肺不张；周围型肺癌可见分叶征、毛刺征及胸膜凹陷征，当肿瘤坏死经支气管引流后可形成后壁偏心空洞，肿块内钙化少见，增强 CT 可见一过性较明显的均匀或不均匀强化。④侵袭性肺曲霉病：多种病变性质共存，既有渗出性病变，也可以有小结节、中结节病变，或者可合并空洞性病变，典型的 CT 表现是肺内多发结节影，并围绕结节周围的略低于结节密度的磨玻璃样环形带状区，即晕征。

笔记

专家点评

  此例患者为急性起病，表现为持续发热，胸痛。既往有带状疱疹病史，提示患者有可能免疫功能较低下，长期从事桥梁及公路电焊工作，近期有清理废井史可能与吸入毛霉菌有关，胸部 CT 表现为两肺多发结节影、片状影，随疾病进展见晕征、反晕征、实变影、大晕征以及空洞征，经皮穿刺肺活检及 PAS、PASM 染色（＋）是诊断的关键。抗生素治疗无效，两性霉素 B 联合新型三唑类广谱抗真菌药口服制剂泊沙康唑可作为难治性真菌感染的联合治疗或补救治疗方案。

参考文献

1. 林果为，王吉耀，葛均波. 实用内科学. 15 版. 北京：人民卫生出版社，2017，590 − 591.

2. 李玉红，孙鹏，杨小清，等. 糖尿病酮症酸中毒合并肺毛霉病五例临床分析. 中华内科杂志，2012，51（9）：713 − 714.

3. 施毅. 肺接合菌病的诊断与治疗. 中华结核和呼吸杂志，2007，30（11）：809 − 812.

4. 符美华，刘泽虎，陈伟，等. 皮肤接合菌病五例. 中华皮肤科杂志，2009，42（8）：545 − 547.

5. 魏妍荣，唐晓丽. 肺毛霉菌病 2 例并文献复习. 临床肺科杂志，2017，22（2）：377 − 380.

6. 周卫建，李解贵，周玲媛，等. 肺毛霉菌病 1 例及相关文献复习. 临床肺科杂志，2012，17（3）：576 − 577.

7. 刘又宁，佘丹阳，孙铁英，等. 中国 1998 年至 2007 年临床确诊的肺真菌病患者的多中心回顾性调查. 中华结核和呼吸杂志，2011，34（2）：86 − 90.

8. LEE F Y, MOSSAD S B, ADAL K A. Pulmonary mucormycosis: the last 30 years. Arch Intern Med, 1999, 159（12）: 1301 − 1309.

9. 郭佑民. 呼吸系统影像学. 上海：上海科学技术出版社，2016：647 – 648.

10. 陈芳，郑西卫. 肺部毛霉菌感染一例报道并文献复习. 实用心脑肺血管病杂志，2011，19（12）：2198 – 2199.

11. 徐炜，陈清勇. 肺毛霉菌病一例并文献分析. 浙江临床医学，2012，14（5）：588 – 590.

12. SEVERO C B, GUAZZELLI L S, SEVERO L C. Chapter 7: zygomycosis. J Bras Pneumol, 2010, 36（1）：134 – 141.

13. 蔡柏蔷，李龙芸. 协和呼吸病学. 北京：中国协和医科大学出版社，2016，935 – 936.

14. 高海兵，赵华真，吴吉芹，等. 伴 IgG4 升高的肺毛霉病一例. 中华传染病杂志，2017，35（1）：52 – 53.

15. 张文娜，佟训靓，居阳，等. 毛霉病综合治疗的临床决策. 中华医学杂志，2018（10）：794 – 797.

16. 牟向东，许西琳. 是肺曲霉病，还是肺毛霉病？中华结核和呼吸杂志，2015，38（7）：555.

17. 张思平. 毛霉病的治疗进展. 国际皮肤性病学杂志，2017，43（1）：21 – 24.

笔记

007
咳嗽、咯血为哪般？

📋 病历摘要

患者，男，40 岁。主因"咳嗽、咯血 20 余天"入院。

患者入院 20 余天前无明显诱因出现咳嗽、咳少许痰液，伴痰中带血丝或鲜红色血痰，每天 3~4 mL。稍感胸闷、气促，无活动耐力受限，无发热、胸痛、盗汗、乏力等不适。病初未行诊治。后患者咯血量渐多，为整口鲜红色血痰，每天 20 mL，就诊于外院，查肺部 CT 示双肺下叶近胸膜下多发斑片状影，给予头孢类药物抗感染治疗 4 天（具体用药不详），咯血无缓解。为进一步诊治，于 2014 年 2 月 26 日入我院。患者自起病以来，精神、食欲尚可，大小便正常，体重无明显改变。既往体健。有吸烟史 20 余年，每天 20 支，至今未戒。

[入院查体]　体温 36.7 ℃，脉搏 76 次/分，呼吸 20 次/分，

血压 140/70 mmHg。神志清楚，全身浅表淋巴结未触及肿大。两肺呼吸音清，未闻及明显干湿性啰音。心率 76 次/分，律齐，各瓣膜听诊区未闻及病理性杂音。腹平软，无压痛、反跳痛，肝脾肋下未触及。双下肢未见水肿。

[实验室检查]　血常规（2014-02-26）：白细胞计数 $5.83 \times 10^9/L$，红细胞计数 $4.70 \times 10^{12}/L$，血红蛋白 146 g/L，血小板计数 $134 \times 10^9/L$，中性粒细胞百分比 72.4%。D-二聚体、凝血四项、C反应蛋白、红细胞沉降率、肿瘤指标（AFP、CEA、CA199、SF）、风湿指标、ANA 抗体谱、ANCA 抗体谱、免疫球蛋白大致正常。梅毒螺旋体抗体（-），人类免疫缺陷病毒抗体（-）。真菌（1-3）-β-D-葡聚糖检测 <10 pg/mL，GM 试验（-）。血清乳胶凝集试验（+）。

2014-03-01 胸部 CT（图 7-1～图 7-5）：双下肺片状实变影，周围磨玻璃影；右下叶背段球形实变影，其内可见空洞形成。双下肺实变影，右下肺实变影内空洞形成。左下肺团块状实变影。

患者咯血原因不明，行电子支气管镜检查及右下叶背段肺活检术（TBLB），病理结果：肺泡间隔增宽，部分肺泡腔内见组织细胞。于 2014-03-06 行经皮穿刺肺活检术，病理结果：镜下见大量类上皮细胞及多核巨细胞形成的肉芽肿，其间见多量真菌孢子。特殊染色：抗酸（-）、PAS（+）、PASM（+）（图 7-6、图 7-7）。

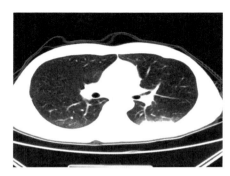

图 7-1　左下肺片状实变影，周围少许磨玻璃影

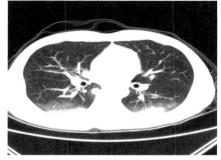

图 7-2　双下肺片状实变影，周围磨玻璃影；右下叶背段球形实变影，其内可见空洞形成

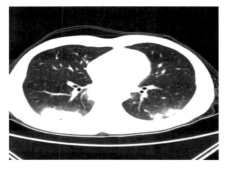
图 7-3 双下肺实变影，右下肺实变影内空洞形成

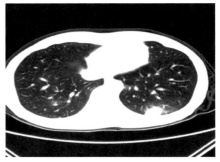
图 7-4 左下肺团块状实变影

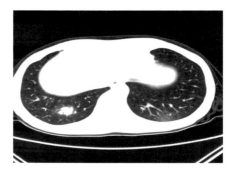
图 7-5 右下肺实变影，呈分叶状

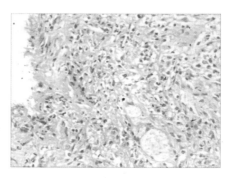

肺泡腔中炎症细胞渗出，可见中性粒细胞、淋巴细胞，其中隐约可见圆形或卵圆形呈空泡状的隐球菌孢子，孢子为单细胞，直径 5~20 μm，芽生，具有折光性强的胶样荚膜，HE 染色该荚膜无色或稍呈淡蓝色，周围有一层透明晕。

图 7-6 HE 染色（×200 倍）

随后完善颅脑 MRI 平扫及增强扫描未见异常。2014-03-18 行腰穿检查，脑脊液清亮，测颅内压 140 cmH$_2$O；脑脊液常规检查：

笔记

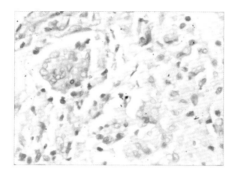

肺泡腔内可见荚膜呈紫红色染色的隐球菌孢子。

图7-7　PAS 染色（×400 倍）

无色,透明,无凝块,潘氏球蛋白定性试验（－），红细胞计数 18 × 10^6/L，白细胞计数 6×10^6/L；脑脊液生化：氯 126.8 mmol/L，葡萄糖 3.65 mmol/L，脑脊液蛋白 340.95 mg/L；脑脊液病原学检查：革兰染色未找到细菌，墨汁染色未找到新型隐球菌；脑脊液细菌培养、药敏试验：未生长病原菌。

[诊断]　肺隐球菌病。

[治疗]　氟康唑 400 mg，每天 1 次，口服治疗。1 个月后随访，患者间断痰中带血丝，咯血量明显减少；复查胸部 CT（2014-04-15），双下肺病灶范围明显缩小（图7-8～图7-12）。

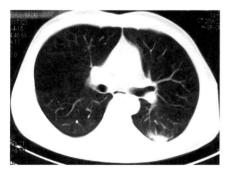

图7-8　实变影范围缩小

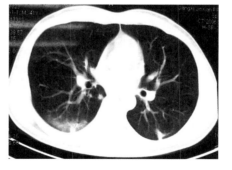

图7-9　双下肺实变影范围缩小，
　　　　背段球形影密度减轻，空洞消失

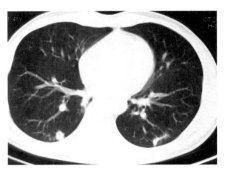 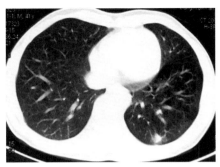

图 7 – 10　双下肺实变影明显吸收，右下肺遗留球形影，其内可见空洞 　　图 7 – 11　左下肺实变影范围缩小

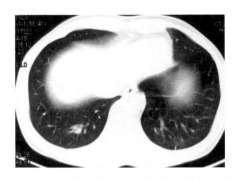

图 7 – 12　右下肺实变影变淡、范围缩小

🔬 病例分析

1. 病例特点

①青年男性，亚急性病程。②以反复咳嗽伴痰中带血、咯血为主要临床表现。③实验室检查：中性粒细胞百分比轻度升高，C 反应蛋白、红细胞沉降率、肿瘤指标正常，G 试验、GM 试验阴性。④血清乳胶凝集试验：阳性。⑤胸部 CT 表现：病灶主要分布在双肺底，形态以实变改变为主，伴空洞形成，实变周围有磨玻璃影。⑥经皮穿刺肺活检术：检出真菌孢子，PAS（ + ），PASM（ + ）。⑦经氟康唑治疗后，病灶明显吸收。

2. 诊疗思路

该患者为中年男性，因"咳嗽、咯血20余天"入院，胸部CT：双下肺片状实变影，周围磨玻璃影；右下叶背段球形实变影，其内可见空洞形成，右下肺实变影，呈分叶状；左下肺团块状实变影。需要与该影像特点鉴别的疾病如下。

①周围型肺癌：周围型肺癌CT常表现为单发肺部结节和肿块，可见小泡征、分叶征、毛刺征、血管集束征、内壁不光滑、偏心空洞、胸膜凹陷征、细砂粒样钙化等，周边浸润影多位于胸膜侧，晚期可有淋巴结肿大、胸腔积液，这些与肺隐球菌病表现存在差异。②肺结核：肺结核也可以表现为肺结节、肿块及渗出浸润影，一般有结核中毒症状，可出现盗汗、低热、咯血、消瘦等，多发生于肺部尖后段、背段，病灶易纤维化、钙化、形成空洞，可合并纵隔、肺门淋巴结肿大。③其他肺真菌病：如肺念珠菌病、侵袭性肺曲霉病。肺念珠菌病影像学特异性差，肺炎型则呈小片状或大片状阴影，常波及整个肺叶，或有小片状阴影的大片融合，无基础疾病的患者可出现孤立性肺结节；侵袭性肺曲霉病可见多种病变性质共存，既有渗出性病变，也可以有小结节、中结节病变，或者可合并空洞性病变，典型的CT表现是肺内多发结节影，并围绕结节周围的略低于结节密度磨玻璃样环形带状区，即晕征。④肺转移瘤：以多发结节为表现形式的肺隐球菌病尚需要与转移瘤鉴别。转移瘤多数边缘光整，呈类圆形，大小、形态较一致，多数密度均匀。肺部隐球菌结节大小不一，多位于胸膜下区，边缘不光整。

3. 疾病介绍

肺隐球菌病是一种少见的主要由新型肺隐球菌和格特隐球菌感染引起的亚急性或慢性肺部真菌病。在肺部侵袭性真菌病变中，其发病率仅次于肺曲霉病，占20%左右。主要侵犯肺和中枢神经系

笔记

统，但也可以侵犯骨骼、皮肤、黏膜和其他脏器。因为肺隐球菌病无特异的症状、体征、影像特点，痰涂片及培养阳性率一般很低，所以诊断很困难，易误诊为肺炎、肺结核、肺癌，病理诊断为金标准。

病因：隐球菌属酵母样菌，广泛生长于土壤中，鸽粪被认为是新生隐球菌感染的重要环节，鸽子栖息多年的场所易于分离到此菌，主要生长于干燥的环境中。新型隐球菌根据其荚膜抗原可分为 A、B、C、D 及 AD 这 5 种血清型，A、D 型全球性分布，广泛存在于土壤和鸽粪中，艾滋病患者对该病原菌易感，B、C 型感染少见，易侵犯免疫功能正常者，我国以 A 型为主，尚未发现 C 型。隐球菌感染最常见于免疫抑制患者（如 AIDS 患者、实体器官移植患者等）。据国内王琴等报道，55 例社区获得性肺隐球菌病病例中 69.1% 患者无基础疾病或易感因素，所有患者 HIV 抗体均阴性，仅 1 例患者有鸽子接触史，说明肺隐球菌病在免疫力正常或基本正常的普通人群中亦可发病。本例患者免疫功能正常且无鸽子接触史。

临床表现：约 1/3 肺隐球菌病患者无任何临床症状，在体检中被发现。临床症状表现多样且不典型，可表现为咳嗽、咳痰、胸痛、低热、乏力等，少部分患者可出现呼吸困难甚至急性呼吸衰竭等症状。肺隐球菌病患者出现咯血罕见，文献中较少有报道。肺隐球菌病亦可以合并肺外感染，其中以中枢神经系统受累较常见。免疫功能正常的肺隐球菌病患者症状多较轻微，有自愈倾向，而免疫力低下的患者临床表现更严重，可血行播散至全身，症状重，预后差。

辅助检查：肺部隐球菌 CT 影像学表现不典型，常见有 3 种类型，分别是结节或团块型、肺炎样改变型、播散性病变型。结节或团块型占比最多，常位于胸膜下，边缘光滑、模糊或有小毛刺，可有分叶，本病例属于此型；肺炎样改变型多见于免疫功能低下患者；播散性病变型可见弥漫粟粒状改变或间质病变，发生较少，可发生于 AIDS 患者。确诊有赖于组织病理学检查，在肺组织肉芽肿或胶冻样病灶中见到典型荚膜、窄颈、芽生但无菌丝的酵母细胞有确诊意义。隐球菌乳胶凝集试验可检测到脑脊液、血、胸腔积液、BALF 等标本中隐球菌荚膜多糖抗原，敏感性达 99%，对诊断有重要参考价值。PAS、GMS 染色为阳性。

专家点评

此患者以咳嗽、咯血为主要临床表现，胸部 CT 表现为双肺底以实变为主并伴空洞形成，实变周围有磨玻璃影的影像改变。血清乳胶凝集试验阳性，经皮穿刺肺活检术后病理，检出真菌孢子，PAS（+）、PASM（+），脑脊液检查无异常，因此诊断为肺隐球菌病，治疗 1 月余后随访，可见病灶明显吸收。对于无免疫抑制的轻中度患者，极少出现隐球菌播散，推荐使用氟康唑，每天 400 mg，疗程 6 ~ 12 个月。

参考文献

1. 曹彬，蔡柏蔷，王辉，等. 肺部真菌感染 152 例病原谱再评价. 中华结核和呼吸杂志，2007，30（4）：279 - 283.

2. 黄种杰，卓惠长，吴祖蛟，等. 免疫健全者肺隐球菌病伴大咯血 1 例并文献复习. 临床肺科杂志，2013，18（6）：1158 - 1159.

3. CHEN J H, VARMA A, DIAZ M R, et al. Cryptococcus neoformans strains and infection in apparently immunocompetent patients, China. Emerg Infect Dis, 2008, 14（5）：755 - 762.

4. SHIRLEY R M, BADDLEY J W. Cryptococcal lung disease. Curr Opin Pulm Med,

笔记

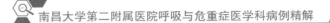
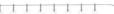

2009，15（3）：254 - 260.

5. 王琴，刘莉，范碧君，等. 55 例社区获得性肺隐球菌病病例分析. 微生物与感染，2011，6（3）：144 - 148.

6. JAIN N，LI L，MCFADDEN D C，et al. Phenotypic switching in a cryptococcus neoformans variety gattii strain is associated with changes in virulence and promotes dissemination to the central nervous system. Infect Immun，2006，74（2）：896 - 903.

7. CHANG W C，TZAO C，HSU H H，et al. Pulmonary cryptococcosis：comparison of clinical and radiographic characteristics in immunocompetent and immunocompromised patients. Chest，2006，129（2）：333 - 340.

笔记

008
血糖不控制,小心肺隐球菌病找上你

病历摘要

患者,男,42岁,急性起病。主因"右侧胸痛1周,加重伴咳嗽1天"入院。

患者诉1周前受凉后右侧胸部出现疼痛,吸气时加重,无咳嗽、咳痰、咯血,无发热,无夜间盗汗、声音嘶哑,无头痛、头晕等不适,患者未予重视;1天前患者感疼痛加重,并出现咳嗽,偶有咳痰,遂至我院急诊就诊。急诊常规心电图及血常规未见明显异常,胸部CT(图8-1):右肺下叶结节占位,结核?右侧胸膜肥厚;建议结合相关检查排除肿瘤性病变。为进一步诊治,以"肺部阴影"收入我科住院。患者自起病以来,食欲、睡眠尚可,体力无下降,大小便正常,体重无明显增减。既往有糖尿病病史多年,目

笔记

前予以胰岛素注射控制血糖，自诉血糖控制欠佳；有吸烟史及饮酒史；否认饲养鸽子及其他鸟类。

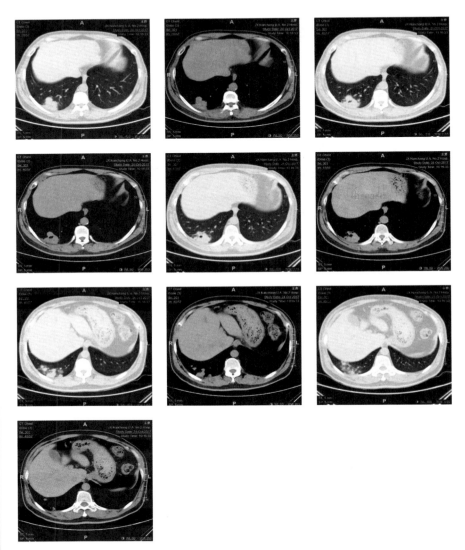

图 8-1 右肺下叶可见一结节病变，并可见小空洞形成

[入院查体] 体温 36.8 ℃，脉搏 79 次/分，呼吸 21 次/分，血压 120/70 mmHg。神志清，体型偏胖，浅表淋巴结未触及肿大，右下肺呼吸音稍增粗，未闻及喘鸣音、湿啰音。心率 79 次/分，律齐，心音中等，各瓣膜未闻及病理性杂音。腹软，无包块，无

压痛及反跳痛，肝脾无肿大。四肢肌力及肌张力正常，神经系统未见异常。

[实验室检查]　隐球菌荚膜多糖试验（血清）阳性；红细胞沉降率16 mm/h，C反应蛋白11.80 mg/L；随机血糖23.48 mmol/L，糖化血红蛋白9.0%；肾功能Ⅰ、电解质Ⅰ、肌酶谱、凝血四项＋D-二聚体、B型脑钠肽检测、血清肌钙蛋白Ⅰ、肝功能、癌胚抗原、甲胎蛋白、神经元特异性烯醇化酶、细胞角蛋白19片段、便常规＋潜血（OB）、尿液分析（九联以上仪器）、结核感染T细胞检测、输血四项、乙肝六项均未见明显异常；经皮肺穿刺并取活检，病理诊断：（肺）肺组织中见大量胞质透亮的细胞浸润，并做特殊染色确定是否伴有真菌感染。免疫组化示胞浆透亮细胞：CK（-）、CEA（-）、CD163（＋）、Ki-67（-）。特殊染色报告（图8-2）：PAS（＋）、PASM（＋），考虑隐球菌感染。腰椎穿刺送检：脑脊液常规检查、脑脊液生化检查及新型隐球菌检查（脑脊液涂片）均未见异常，隐球菌荚膜多糖试验（脑脊液）阴性。

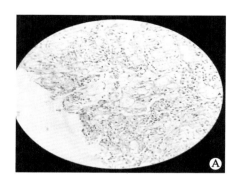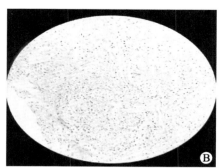

A：肺穿刺组织HE染色图片可见肺组织中大量胞质透亮的细胞浸润；B：特殊染色图片，PAS（＋）、PASM（＋）。

图8-2　特殊染色报告

[诊断]　肺隐球菌病。

[治疗]　给予氟康唑400 mg静脉点滴抗真菌治疗及积极控制

血糖等对症处理，患者症状好转后出院，出院后继续口服氟康唑
400 mg，每天 1 次，2 个月后至门诊复查病灶缩小（图 8 - 3）。

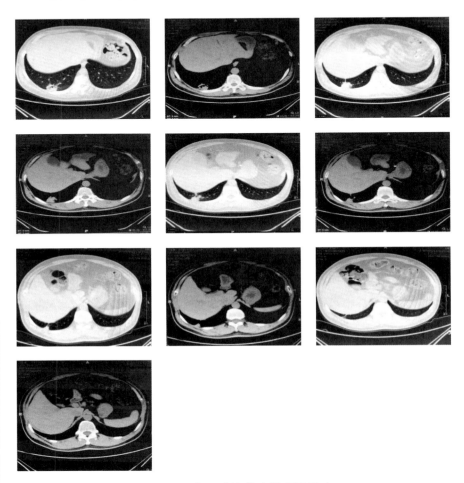

图 8 - 3　右下肺结节病灶明显缩小

病例分析

1. 病例特点

①中年男性，急性起病；既往有糖尿病病史，血糖控制欠佳。
②以胸痛、咳嗽为主要症状。③查体无特殊异常。④实验室检查：

血清隐球菌荚膜多糖试验阳性；随机血糖 23.48 mmol/L，糖化血红蛋白 9.0%。⑤胸部 CT 影像见右肺下叶结节。⑥行经皮穿刺肺活检，病理诊断：肺组织中见大量胞质透亮的细胞浸润。免疫组化示胞浆透亮细胞：CK（ - ）、CEA（ - ）、CD163（ + ）、Ki-67（ - ）。特殊染色报告：PAS（ + ）、PASM（ + ），考虑隐球菌感染。⑦脑脊液常规、生化及涂片未见异常，脑脊液隐球菌荚膜多糖试验阴性，排除隐球菌颅内感染。⑧诊断为肺隐球菌病，予以氟康唑 400 mg，每天 1 次，经过 2 个月的治疗后复查胸部 CT 提示右下肺病灶明显缩小。

2. 诊疗思路

该患者为中年男性，因"右侧胸痛 1 周，咳嗽 1 天"入院，既往糖尿病病史，胸部 CT 见右肺下叶结节占位，呈分叶状，空洞形成。需要与该影像特点鉴别的疾病如下。①周围型肺癌：周围型肺癌可表现为分叶结节或肿块影，边缘多不规则，常有多发棘状突起，肿瘤多呈软组织密度，其内可有不规则低密度区，增强时低密度区更为明确，有 2%~4% 周围型肺癌可以发生空洞，洞壁厚而不规则，少数肿瘤内有偏心钙化灶，肿块周围有血管集中表现，邻近胸膜可出现胸膜凹陷征。该患者表现为右下肺分叶、空洞结节，要排除周围型肺癌。②肺结核：肺结核影像学表现多样，可发生于各部位，好发生于肺叶尖后段、背段。形态上可表现为肺结节、肿块及渗出浸润影，一般有结核中毒症状，可出现盗汗、低热、咯血、消瘦等症状，病灶易纤维化、钙化、形成空洞，可合并纵隔、肺门淋巴结肿大。③肺曲霉病：多种病变性质共存，既有渗出性病变，也可有小结节、中结节病变，还可以出现细支气管病变，或合并出现空洞性病变，分布特点无特别规律可循，如果肺内表现多种性质，加之有曲霉菌感染高危因素时，应考虑本病可能。④慢性肺脓肿：急性肺脓肿治疗后未愈，转为慢性，多发生于中下肺野，空洞

笔记

较大，壁不规则，厚 3 ~ 5 mm，周围可见斑片影及条索影，无支气管播散病灶及钙化。⑤肺炎性假瘤：该病是非特异性炎症形成的局限性肉芽肿，其本质是增生性炎症，30 ~ 40 岁人群多见，可发生于两肺任何部位，呈圆形或椭圆形，一般无分叶，直径 2 ~ 4 cm 多见，密度较均匀。

3. 疾病介绍

隐球菌属于霉菌的一种，广泛存在于自然界，可寄生于正常的健康人体，为常见的机会感染性真菌，肺隐球菌病是由新型肺隐球菌和格特隐球菌感染引起的亚急性或慢性肺部真菌病，新型隐球菌较多见，常见于免疫功能异常者，近年来免疫功能正常的肺隐球菌病患者逐渐增多，中青年男性人群本病症状较轻，有自愈倾向。

病因：①存在使免疫功能下降的基础疾病，容易获得机会性感染，如糖尿病、肺结核、恶性肿瘤、AIDS、器官移植等。②机体免疫系统受到抑制：服用免疫抑制剂、糖皮质激素、抗肿瘤药、广谱抗生素等药物。③病因不明：免疫功能正常患者，近几年发现增多。

临床表现：肺隐球菌病临床表现包括发热、干咳、胸痛、呼吸困难等，病菌可播散至身体的任何部位，包括中枢神经系统、肝脏、淋巴结、腹膜、泌尿生殖道、肾上腺和眼部。近 1/3 免疫功能正常的肺隐球菌病患者无临床症状，免疫受损宿主的咳嗽、胸痛症状通常比免疫功能正常的患者轻，但发热更多见，更容易并发呼吸衰竭及 ARDS，且更有可能出现肺外播散。

辅助检查如下。

影像学检查：肺隐球菌病的肺部影像学检查提示肺部单个或少数几个非钙化结节，边界较清晰，可伴晕征，位置常邻近胸膜；也可表现为肺叶浸润、间质性结节或网格影、肺门和纵隔淋巴结肿大、胸腔积液。研究发现，结节、团块影、晕征在免疫正常人群中

笔记

更多见，而浸润影、空洞、胸腔积液在免疫抑制人群中更常见。

组织病理学检查：组织病理学可通过对肺、皮肤、骨髓、脑等多种组织进行检测，比墨汁染色敏感度更高。急性期组织学改变常以凝固性坏死、形成脓肿与炎性细胞浸润为主，慢性期一般表现为肉芽肿性炎或伴坏死和纤维结缔组织增生。HE 染色下，隐球菌菌体圆形，呈淡蓝或灰红色，菌体周围空隙为荚膜收缩所致；淀粉酶消化后，碘酸雪夫、黏液卡红，六胺银染色等特殊染色可使隐球菌孢子分别显色为紫红色、鲜红色和棕褐色。

血清学检查：乳胶凝集试验（LA）以乳胶颗粒为载体，结合抗隐球菌荚膜多糖抗体，可吸附标本中的荚膜抗原，形成肉眼可见的凝集反应颗粒。据有关文献报道，血 LA 的敏感度为 93% ~ 100%，特异度为 93% ~ 98.6%，阳性预测价值为 92.4%，阴性预测价值为 99.2%。标本检测时可出现假阳性和假阴性：某些风湿免疫性疾病，如类风湿关节炎、系统性红斑狼疮、结节病及巨球蛋白血症等，可引起假阳性，同时曲霉菌和抗酸杆菌的抗原均可与新型隐球菌的荚膜多糖抗原存在交叉反应，也可导致假阳性反应。如果隐球菌滴度过高或过低，感染早期阶段和不合适的标本存储可引起假阴性反应。

专家点评

此患者以胸痛、咳嗽为主要症状，既往有糖尿病病史，血糖控制欠佳（可能是伴发肺隐球菌病的一个重要原因），胸部 CT 表现为右肺下叶结节占位影，血清隐球菌荚膜多糖试验阳性，经皮穿刺肺活检病理：肺组织中见大量胞质透亮的细胞浸润，PAS（ + ）、PASM（ + ），腰椎穿刺送检，脑脊液常规、生化及新型隐球菌涂片均未见

笔记

异常，脑脊液隐球菌荚膜多糖试验阴性，排除隐球菌颅内感染，从而诊断肺隐球菌病。此患者为轻中度症状患者，应在积极治疗糖尿病、控制血糖的基础上，给予氟康唑每天 400 mg，疗程 6 ~ 12 个月。

参考文献

1. ELSEGEINY W, MARR K A, WILLIAMSON P R. Immunology of cryptococcal infections:developing a rational approach to patient therapy. Front Immunol, 2018, 9:651.

2. 杨洋，曾静，画伟，等. 隐球菌感染宿主的机制. 中华传染病杂志，2019，37（4）：250 - 253.

3. 李丹叶，周蓉，贾玉萍，等. 免疫正常宿主新生隐球菌肺炎 2 例. 中日友好医院学报，2019，33(3)198 - 200.

4. HE Q, DING Y, ZHOU W, et al. Clinical features of pulmonary cryptococcosis among patients with different levels of peripheral blood CD4[+] T lymphocyte counts. BMC Infect Dis, 2017, 17(1):768.

5. SATO Y, OSABE S, KUNO H, et al. Rapid diagnosis of cryptococcal meningitis by microscopic examination of centrifuged cerebrospinal fluid sediment. J Neurol Sci, 1999, 164(1):72 - 75.

6. 浙江省医学会热带病和寄生虫病分会艾滋病学组. 艾滋病患者隐球菌感染筛查浙江省专家共识. 中华临床感染病杂志，2019，12(2)：81 - 86，106.

7. 徐建平，宋蓉蓉，赵洁婷，等. 肺隐球菌病 37 例临床病理分析. 临床与实验病理学杂志，2017,33(9)：1041 - 1043.

8. MEINTJES G, MCCARTHY K. Guidelines for the prevention, diagnosis and management of cryptococcal meningitis and disseminated cryptococcosis in HIV-infected patients. South Afr J HIV Med, 2007, 8(3)：617.

9. 吴爽，隐球菌抗原检测（胶体金法）对肺隐球菌病临床应用的回顾性分析. 吉林：吉林大学，2017.

10. 浙江省医学会呼吸病学分会. 肺隐球菌病诊治浙江省专家共识. 中华临床感染病杂志，2017，10(5)：321 - 326.

笔记

009
发热、咳嗽伴胸闷气促、两肺多发病变

病历摘要

患者，男，45岁，因"咳嗽、咳痰1个月，发热、胸闷、气促10天"于2017-03-15入院。

患者1个月前（2017-02-15）无明显诱因出现咳嗽、咳较多黄脓痰，未治疗，10天前患者出现反复发热，中高热，夜间多发，无寒战，并出现皮肤黄染、食欲差、呼吸困难、体力下降，无咯血、盗汗、心悸等症状。至当地医院就诊，行胸部CT检查提示两肺多发片状影，内见充气（图9-1），诊断为"重症肺炎、多器官功能衰竭"，分别给予亚胺培南、莫西沙星、伏立康唑、奥司他韦抗感染、丙种球蛋白调节免疫以及输血等对症、支持治疗，患者症状无改善，复查胸部CT提示病灶增多（图9-1），遂至我院。既往有

笑记

风湿性关节炎病史 2 年，发作时给予肌内注射糖皮质激素治疗，约每周 1 次，具体剂量不详；有乙型肝炎病史。

[入院查体]　体温 36 ℃，脉搏 83 次/分，呼吸 22 次/分，血压 125/85 mmHg，SpO_2 90%（吸氧 3 L）。皮肤黏膜黄染，巩膜中度黄染，右下肺呼吸音弱，未闻及啰音。心脏及腹部检查未见明显异常。

[实验室检查]　2017-03-15 血常规：白细胞计数 $11.55 \times 10^9/L$，中性粒细胞百分比 90.9%。C 反应蛋白 86.4 ng/L，红细胞沉降率 61 mm/h，B 型脑钠肽 1 232 pg/mL，铁蛋白 1 103 ng/mL，GM 0.73。肝功能：总蛋白 59 g/L，白蛋白 28.75 g/L，总胆红素 89.43 μmol/L，直接胆红素 43.98 μmol/L，间接胆红素 45.45 μmol/L。血气分析：PCO_2 21.6 mmHg，PO_2 61.8 mmHg（吸氧 3 L）。肾功能、电解质、大小便常规等无明显异常。

[辅助检查]　心电图：正常。骨髓穿刺及骨髓活检：感染性骨髓象。

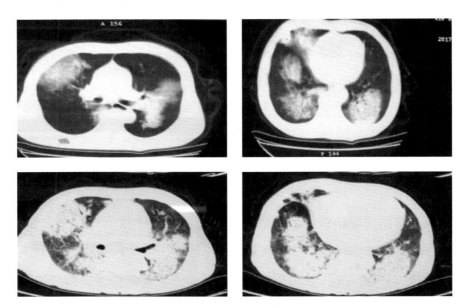

图 9 - 1　入住我院之前胸部 CT

[诊断]　重症肺炎、多脏器功能衰竭。

[治疗] 　入院后给予泰能、莫西沙星抗感染、米卡芬净抗真菌治疗，症状无改善。2017-03-19 复查胸部 CT（图 9 – 2），提示病灶进一步增大。2017-03-20 行经皮穿刺肺活检（图 9 – 3）：肺泡上皮增生，肺泡间隔增厚，血管扩张，慢性炎细胞浸润，肺泡腔内见纤维素样红染物质。PAS 染色、抗酸染色等阴性。考虑急性纤维素性机化性肺炎（acute fibrinous and organizing pneumonia，AFOP），停止抗感染治疗，给予甲泼尼龙 40 mg，每日治疗。咳嗽、胸闷等症状明显缓解。复查血气分析提示 PO_2 82 mmHg（未吸氧）。2017-03-27 复查胸部 CT 示病灶明显吸收（图 9 – 2），血常规、BNP、肝功能恢复正常，C 反应蛋白、铁蛋白明显下降，ESR 亦有下降，PaO_2 升至 78 mmHg（不吸氧）。予以出院，并继续口服甲泼尼龙。2017-05-02 复查胸部 CT 提示病灶基本吸收（图 9 – 2）。

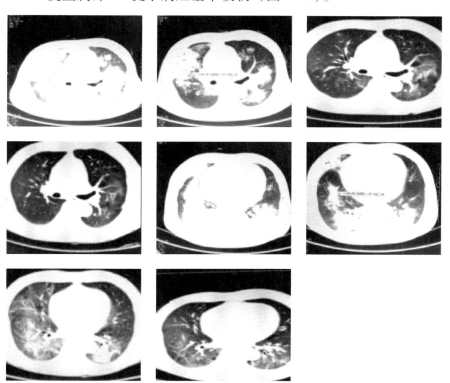

图 9 – 2 　入院后不同时期胸部 CT 复查

笔记

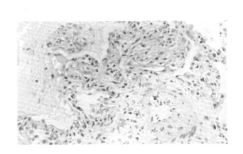

图 9-3　经皮穿刺肺活检

病例分析

1. 病例特点

①中年男性，以发热伴咳嗽、咳黄脓痰起病，病情亚急性进展，随后出现高热、胸闷、气短，进行性呼吸困难伴双肺多叶实变，抗生素治疗无效。②既往有类风湿性关节炎，并行不规则激素治疗。有乙肝病史。否认毒物、刺激性物质等吸入史，否认工作和生活环境中有宠物等特殊暴露史。③体检呼吸急促，双肺未闻及干湿性啰音。④实验室检查白细胞计数和中性粒细胞百分比升高，红细胞沉降率加快，C反应蛋白水平高，肝功能异常，血气检查结果提示 I 型呼吸衰竭。⑤胸部 CT 示双肺病变明显进展，多叶实变，双上肺明显。⑦病情进展快，迅速出现多脏器功能异常。

2. 诊疗思路

患者发热伴肺部阴影主要有两方面原因：一是肺部感染性病变；二是肺部非感染性病变。

首先应确定是否为肺部感染性疾病。该例患者发病时咳黄脓痰，肺部多发渗出、实变阴影，血常规结果及 C 反应蛋白、红细胞沉降率等增高，经过强力广谱抗细菌、抗真菌、抗病毒治疗无效。

肺部的影像改变尽管表现为多发实变，但不符合一般感染性疾病肺泡孔蔓延的肺部实变影像改变（胸膜下透亮——月亮弓）。肺部感染性疾病诊断依据不足。

患者急性呼吸衰竭，广谱抗生素无效，有风湿性关节炎病史2年。肺部非感染性疾病中首先考虑自身免疫性疾病相关的肺部病变可能；此外，在急进型非感染性疾病中，根据临床表现和影像学表现还要考虑为重症隐源性机化性肺炎（cryptogenic organizing pneumonia，COP）或 AFOP，以及急性间质性肺炎（acute interstitial pneumonia，AIP）。

3. 疾病介绍

AFOP 于 2002 年被 Beasley 等首先报道。目前对于 AFOP 是否为一种独立间质性肺疾病的病理类型存在争议。急性或亚急性起病的机化性肺炎或急性纤维素性机化性肺炎，临床表现和病理学特点与急性呼吸窘迫综合征（acute respiratory distress syndrome，ARDS）有部分交叉。临床以急性、亚急性起病，病情持续性进展，甚至爆发起病。病理学除表现为机化性肺炎外，主要特点是肺泡腔内出现大量纤维蛋白，甚至以纤维蛋白球的形式存在于肺泡内，但是没有弥漫性肺泡损伤（diffuse alveolar damage，DAD）典型的透明膜形成。这一类疾病的诊断前提是排除所有已知疾病，特别是感染性疾病，如真菌、结核感染性疾病等。患者最终经过肺活检明确了 AFOP 诊断，并经过激素治疗病情得到控制和治愈。

AFOP 是近年新发现的一种罕见的肺炎病理类型，镜下表现以气腔内大量纤维素样物质沉积为特征，以肺泡间隔略增宽为典型病理表现，常伴有淋巴细胞和浆细胞浸润，肺泡腔内可见成纤维细胞呈息肉状延伸（机化）伴纤维素样物质红染。临床表现缺乏特异性。

AFOP中纤维素球形成的机制尚不明确，可能与肺泡壁毛细血管的损伤及出血有关。肺泡损伤后，毛细血管内的蛋白浆液渗入肺泡腔内，水分被吸收后纤维蛋白沉积在肺泡腔，形成纤维素球。自身免疫性疾病、感染、肾功能不全、血栓形成等均可引起肺泡毛细血管的损伤、出血、血浆外渗，导致气腔内纤维素球形成，这样的变化可能是这些疾病某一阶段在肺部病理改变的特点之一。

根据临床症状的严重程度，将AFOP分为急性和亚急性两种，一般认为亚急性型不发生呼吸衰竭，临床预后也较好。但据文献报道的病案分析，按继发性和特发性分类更加合理。继发性AFOP患者存在自身免疫性疾病、血液系统疾病、肺移植、慢性肾功能不全等基础情况，AFOP的肺部改变可能与原发病的肺损伤有关。这类患者临床过程相对复杂，病情较严重，目前文献报道死亡的患者均为这一类型。特发性AFOP患者无明确上述基础疾病和其他病因，但也不排除可能与病毒、细菌等感染有关，这类患者临床即使出现呼吸衰竭，对激素治疗仍有良好反应。

导致继发性AFOP的原因主要包括：①免疫相关疾病，包括结缔组织病、系统性红斑狼疮、多发性肌炎及纤维肌痛；②未分类结缔组织病；③造血干细胞移植术后；④细菌感染，包括流感嗜血杆菌感染、鲍曼不动杆菌感染；⑤病毒感染，包括冠状病毒感染、H1N1感染、HIV感染；⑥真菌感染，主要为卡氏肺孢子菌感染；⑦尿毒症肺；⑧肺栓塞；⑨器官移植；⑩药物因素，包括使用胺碘酮、地西他滨、阿巴卡韦；⑪肿瘤；⑫淋巴瘤；⑬再生障碍性贫血；⑭原发性胆汁性肝硬化。

AFOP的组织学特征为肺泡腔内多量纤维素沉积并形成均质嗜酸性的纤维素球，部分纤维素球内或周边有新生的纤维组织，类似于机化性肺炎改变（图9-4）；受累肺泡的肺泡间隔内可见急、慢

笔记

性炎症细胞或少量嗜酸性粒细胞浸润，肺泡间隔可增宽，伴Ⅱ型肺泡上皮增生；病变之间的肺组织基本正常。

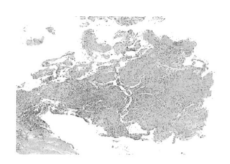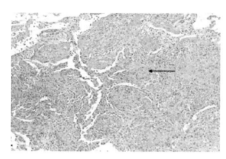

图 9 - 4　AFOP 的组织学特征

AFOP 各年龄均可发病，男性多见。临床表现缺乏特异性，多数患者表现为进行性气促、咳嗽、发热、胸痛、咯血，肺部可闻及捻发音，实验室检查常提示白细胞计数、C 反应蛋白增高及低氧血症，肺功能检查主要表现为限制性通气功能障碍及弥散量降低。

影像学表现主要为双肺弥漫性、斑片状实变影、结节影、磨玻璃影，也可表现为孤立结节影。常伴有支气管充气征，部分患者可表现为小叶间隔增厚、铺路石征、网格状阴影。与 COP 相比，两者影像上都表现为双肺多发实变浸润及磨玻璃影，AFOP 虽病变部位可游走，但似乎又缺乏典型的游走性改变。

AFOP 目前暂无统一的诊断标准，其临床症状及影像学类似于 COP。确诊一般根据胸闷、气喘、咳嗽、发热和胸痛等临床特点，以及特征性影像学表现（即游走性的实变影或磨玻璃影），类似 COP 的特征。最终诊断依靠特征性的病理学改变，即肺泡间隔略增宽，可见淋巴细胞和浆细胞浸润，肺泡腔内见纤维母细胞呈息肉状延伸（机化）伴纤维素样红染物质。虽然 AFOP 的确诊有赖于病理诊断，但是在临床上，尤其是重症 AFOP，临床医生可能无法取得病理或予以肺活检，或病理不能提供特异性诊断时，必须结合患者

笔记

的临床特征、影像学表现和病理形态等，除外已知因素，做出综合判断。如符合以下情况：①亚急性起病，有发热、干咳、呼吸困难的症状，病情进行性加重危及生命，并伴有红细胞沉降率加快和 C 反应蛋白水平增高；②体格检查：双肺无明显体征或可闻及湿性啰音；③影像学检查提示双肺多发性实变，靠近外周；④血气分析提示低氧血症；⑤常规抗生素治疗 2 周以上无效；⑥肺泡灌洗液提示淋巴细胞明显增多；⑦通过痰液检查、血化验、支气管镜检查、肺泡灌洗、肺活检等排除已知原因的细菌性肺炎、肺真菌病、肺结核病等感染性疾病，排除过敏性肺泡炎、EP 等非感染性疾病，排除药物、刺激性气体吸入等诱发疾病。首先要考虑重症 COP 或 AFOP 可能，予以合适剂量的激素治疗不失为一种抢救治疗方案。

AFOP 治疗药物的选择主要集中在激素和（或）免疫抑制剂。尽管在多数报道的病例中均给予了抗细菌感染治疗，但由于 AFOP 多与细菌感染无关，因此抗细菌感染的治疗无效，在有些病例中反而加重了病情。

治疗上，AFOP 对糖皮质激素反应良好。但起始治疗激素具体用量没有统一的标准，患者呼吸衰竭严重程度、病情进展速度、肺部病变范围是主要考量依据，一般甲泼尼龙日剂量为 80 mg 时病情都能迅速控制。在后续的激素减量过程中是否出现病情反跳、如何评估适宜的激素使用疗程、如何进行激素减量都还是未知。既往报道的中外文文献中 AFOP 激素治疗疗程为 1～2 年。对于合并结缔组织病患者治疗上除了使用激素，还可以联合环磷酰胺、硫唑嘌呤。Bhatti 等报道 1 例 56 岁男性不明原因 AFOP 使用激素联合吗替麦考酚酯治疗，疗效好，不良反应少，减少了激素的用量，对于重症、需要大剂量激素的 AFOP 患者或许是个可行的尝试。

本例患者远期预后比较好，重症患者可能需要无创或有创机械通气，但总体上病死率低，与 Lopez-Cuenca 等的报道一致。关键在于要及时识别这种类似"肺炎"的间质性疾病，早期获得病理诊断，由于该病还是新的少见病，对病理诊断的要求比较高，如果临床上治疗效果与预期不符、临床表现与病理结论不符，可考虑请更有经验的病理科医生会诊。

本病例发病时咳黄脓痰，病理上有较多炎性细胞浸润。不排除在风湿性关节炎的基础上，感染导致的继发性急性纤维素性机化性肺炎可能。患者经过激素治疗，病情较快得到控制。

专家点评

AFOP 患者因呈现急性或亚急性肺损伤的临床表现，常被误诊为重症肺炎、ARDS、COP 及 AEP 等。鉴别依据包括临床表现及病理学证据等。对于临床表现、影像特征都类似"肺炎"的疾病，经过规范抗感染治疗无效、气促仍呈进行性加剧时要考虑非感染性疾病可能，如果患者伴有发热、影像上肺部呈双侧的渗出和实变改变时要考虑是否有间质性疾病，如 AFOP。AFOP 可能与感染相关，单纯抗感染治疗效果不佳，且不能阻止病情快速进展，但糖皮质激素对该病治疗反应良好。因为该病进展迅速，可能短时间内出现严重呼吸衰竭，因此及早诊断并迅速改进调整方案，这对于患者来说意义重大。本病例诊疗经过、诊疗思路是正确的，但在诊疗细节，尤其是排他诊断方面如能做到更加精细会更有利于改善患者预后，多学科治疗也值得提倡。

参考文献

1. BEASLEY M B, FRANKS T J, GALVIN J R, et al. Acute fibrinous and organizing pneumonia：a histological pattern of lung injury and possible variant of diffuse alveolar

damage. Arch Pathol Lab Med, 126(9): 1064 – 1070.

2. 张凯茹, 王星, 李莉, 等. 急性纤维素性机化性肺炎一例报道并文献复习. 实用心脑肺血管病杂志, 2017, 25(5): 79 – 82.

3. 徐虹, 陈灿, 袁伟锋, 等. 急性纤维素性机化性肺炎 2 例报道及文献复习. 解放军医学杂志, 2016, 41(9): 758 – 762.

4. HARIRI L P, UNIZONY S, STONE J, et al. Acute fibrinous and organizing pneumonia in systemic lupus erythematosus: a case report and review of the literature. Pathol Int, 2010, 60(11): 755 – 759.

5. BALDUIN R, GIACOMETTI C, SACCAROLA L, et al. Acute fibrinous and organizing pneumonia in a patient with collagen vascular disease "stigma". Sarcoidosis Vasc Diffuse Lung Dis, 2007. 24(1): 77 – 80.

6. BHATTI S, HAKEEM A, TORREALBA J, et al. Severe acute fibrinous and organizing pneumonia (AFOP) causing ventilatory failure: successful treatment with mycophenolate mofetil and corticosteroids. Respir Med, 2009, 103(11): 1764 – 1767.

7. LOPEZ-CUENCA S, MORALES-GARCIA S, MARTIN-HITA A, et al. Severe acute respiratory failure secondary to acute fibrinous and organizing pneumonia requiring mechanical ventilation: a case report and literature review. Respir Care, 2012, 57(8): 1337 – 1341.

010
发热、胸痛伴肺部实变阴影

病历摘要

患者，男，29岁，主因"反复发热伴右胸痛20天"于2017-10-24入院。

患者于入院20天前（2017-10-04）无明显诱因出现发热伴右侧胸痛。体温高峰波动在39~40℃，每日均有发热，偶有咳嗽，无痰，无明显畏寒、寒战，无咯血、头痛、关节痛、恶心、呕吐、腹痛、尿痛、腹泻等不适。当地卫生所治疗后（具体不详），于2017-10-18至抚州市第一人民医院就诊，查胸部CT提示右肺中叶大叶性肺炎，先后予莫西沙星、哌拉西林舒巴坦、泰能、阿奇霉素等抗感染治疗。患者仍反复高热，为进一步诊治入院。否认既往疾病史。

笔记

[**入院查体**] 体温 38.1 ℃，呼吸 21 次/分。神志清楚，双肺叩诊清音，左肺呼吸音清，右肺呼吸音减低。心、腹查体阴性。

[**实验室检查**] 血常规：白细胞计数 19.11×10^9/L，红细胞计数 3.85×10^{12}/L，血红蛋白 119 g/L，中性粒细胞百分比 86.2%，淋巴细胞百分比 7.6%，中性粒细胞绝对值 16.46×10^9/L；C 反应蛋白 119.72 mg/L；肿瘤指标、凝血四项、D-二聚体、肥达反应：正常；红细胞沉降率：87 mm/h；肿瘤四项：铁蛋白 522.5 ng/mL，降钙素原 1.98 ng/mL；结核感染 T 细胞检测：0.3；骨髓细菌培养及鉴定、药敏、涂片：未生长细菌。患者干咳无痰，经痰诱导检查仍无痰咳出。

2017-10-25 行经皮穿刺肺活检术（图 10 - 1），术后病理诊断：（右中叶）慢性炎，肺泡腔内见大量纤维素性渗出，肺泡间隔增厚，局灶大量中性粒细胞浸润。

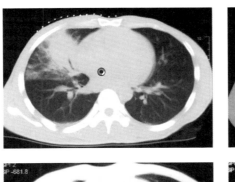
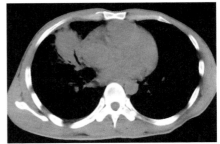
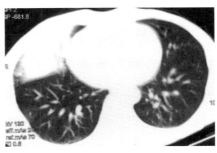
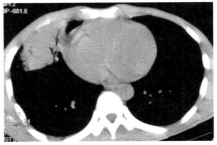

图 10 - 1　2017-10-25 行经皮穿刺肺活检术

经验性予比阿培南 + 万古霉素抗感染治疗 5 天后，患者仍反复高热，体温在 39 ℃ 波动。2017-10-30 血常规：白细胞计数 $11.96 \times 10^9/L$，红细胞计数 $3.70 \times 10^{12}/L$，血红蛋白 113 g/L，血小板计数 $366 \times 10^9/L$，中性粒细胞百分比 81.4%，中性粒细胞绝对值 $9.72 \times 10^9/L$；C 反应蛋白 130.45 mg/L，

2017-10-30 行气管镜检查：镜下见气管支气管大致正常。于右中叶外段行刷检，找到革兰阴性杆菌，未找到真菌及抗酸杆菌。行活检病理检查：镜下见肺泡、纤维及横纹肌组织，肺泡上皮明显增生，部分区见坏死，急、慢性炎细胞浸润，请结合临床及病史诊断。抗酸染色（－），PAS 染色（－），PASM 染色（－）。

2017-11-3 复查胸部 CT：肺内实变影无吸收（图 10 – 2）。

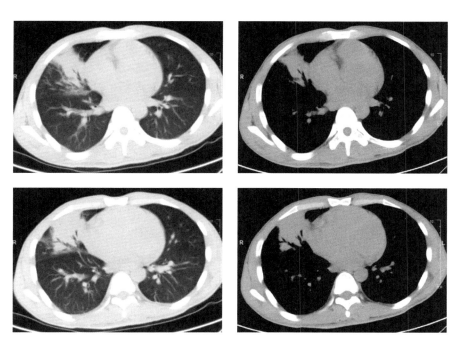

图 10 – 2   2017-11-3 复查胸部 CT

［诊断］ 机化性肺炎（organizing pneumonia，OP）。

[治疗] 入院后予以比阿培南＋万古霉素抗感染治疗，2017-11-03 开始停用抗生素治疗，予甲强龙 40 mg、每天 1 次、静脉治疗。患者体温降至正常，2017-11-05 复查血常规：白细胞计数 6.92×10^9/L，红细胞计数 3.38×10^{12}/L，血红蛋白 102 g/L，血小板计数 366×10^9/L，中性粒细胞百分比 67.6%，中性粒细胞绝对值 4.68×10^9/L;C 反应蛋白 28.23 mg/L;红细胞沉降率 120 mm/h。激素治疗 1 周后复查胸部 CT（2017-11-19）：右肺中叶及左肺下叶感染；右肺上叶胸膜下淡薄结节影。对比来看，肺部阴影明显缩小（图 10 - 3）。

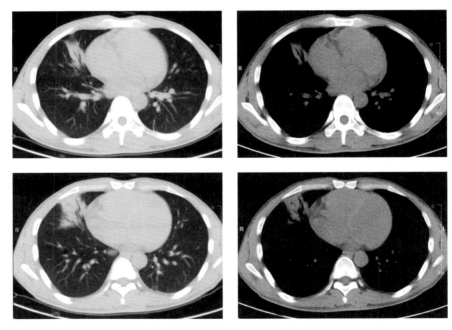

图 10 - 3　激素治疗 1 周后复查胸部 CT

患者体温正常，胸痛缓解，复查胸部 CT 示肺部阴影吸收，遂出院。2017-12-13 门诊复诊，患者无不适，复查胸部 CT 可见右肺阴影明显吸收（图 10 - 4）。

笔记

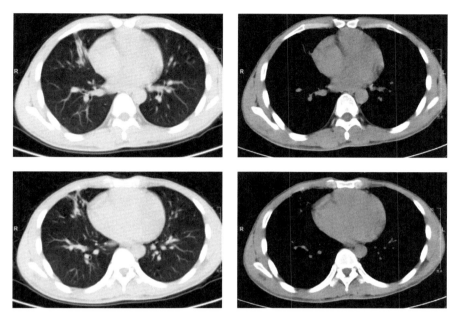

图 10－4　2017-12-13 门诊复诊复查胸部 CT

病例分析

1. 病例特点

①青年男性，亚急性起病，以反复高热为主要症状。②查体：听诊病灶部位无明显湿性啰音。③实验室检查：白细胞计数、中性粒细胞计数、C 反应蛋白、红细胞沉降率明显升高。④经广谱抗生素抗感染治疗后，白细胞计数、中性粒细胞计数、C 反应蛋白水平无改善，复查胸部 CT，阴影无吸收。⑤气管镜及经皮穿刺肺活检标本：肺泡间隔增宽，炎细胞浸润，未发现结核、真菌等特殊感染证据。⑥激素治疗后，白细胞计数、中性粒细胞计数、C 反应蛋白水平下降，胸部 CT 提示肺部实变影明显吸收。治疗 1 个月后随访，肺部实变影进一步吸收。

笔记

2. 疾病介绍

OP 是一种具有独特临床和病理特点的疾病，是一类具有非特异性症状、放射学及肺功能检查结果异常的临床疾病。组织病理学特点为斑片状的肉芽组织构成的松散的栓子（Masson 小体）充填于肺泡和呼吸性细支气管管腔内，主要特点为肺泡的炎症和充填过程而不是一种小气道疾病（细支气管炎）。临床症状通常为非特异性，常见症状包括流感样症状、咳嗽和呼吸困难，放射学表现亦为非特异性，通常为双侧肺泡斑片状充填影像，可反复发作并具有游走性。

2002 年，美国胸科协会/欧洲呼吸病学会建议将特发性机化性肺炎命名为隐源性机化性肺炎（cryptogenic organizing pneumonia，COP），与其他疾病相关的机化性肺炎则称为继发性机化性肺炎（secondary organizing pneumonia，SOP）。SOP 的病因包括多种疾病，如感染（细菌、病毒、真菌、寄生虫等）、药物（胺碘酮、卡马西平、博莱霉素、α-干扰素、β-干扰素等）、几乎所有的结缔组织病、器官移植、免疫相关疾病（一般变异性免疫功能缺陷疾病、特发性混合性冷球蛋白血症等）、吸入性肺炎、胸部肿瘤放疗、炎症性肠病、原发性胆汁性肝硬化、结节性多动脉炎、血液系统肿瘤（骨髓增生异常综合征，T 细胞白血病，淋巴瘤等）、冠状动脉搭桥术、环境暴露（纺织染料、炉火等）、吸食可卡因等。有研究认为结缔组织病为 SOP 的最常见病因，而基于冰岛全国性统计研究的结果则显示感染后的 OP 为 SOP 最常见的原因。

OP 的症状主要表现为干咳、呼吸困难，呼吸困难多为活动后气短，程度多数较轻，部分患者可出现发热、纳差、体重下降，也有部分患者无明显症状，少数患者有流感样前驱症状，咯血、胸痛、关节痛、盗汗少见。多数 OP 患者呈亚急性病程，有进展迅速的病例，临床表现类似急性呼吸窘迫综合征（acute respiratory distress syndrome，ARDS）。部分患者可闻及吸气相的捻发音，发绀、杵状指少见，另有部分患者可无明显阳性体征。SOP 患者可同时伴有原发病的临床表现。常见的实验室检查异常包括白细胞计数和中性粒细胞比例升高，红细胞沉降率增快，C反应蛋白阳性，肺功能为限制性通气功能减退，弥散功能降低。通常抗生素治疗无效。

OP 胸部 X 线片表现多样性，无特异性，大多表现为双侧斑片状浸润影，主要分布于胸膜下及肺野外带，在病程中可有移动或呈游走性，少数表现为间质性改变或多发性局灶性肿块影，极少数呈弥漫性粟粒影。COP 的胸部 CT 表现分为：①多发性肺泡实变影（典型 COP），多见于两肺胸膜下或沿支气管血管束分布，病变大小从几厘米到整个肺叶不等，可有支气管充气征及游走性表现；②浸润性阴影（浸润性 COP），表现为双肺底网织状阴影伴磨玻璃影，浸润性阴影由定义不清的弓形病变或小叶旁的多角形病变组成，通常伴随着其他阴影尤其是实变影；③局灶性实变影（局灶 COP），局灶肺泡浸润影常位于上肺，边缘清楚，常呈叶、段分布，偶有空洞。其他不常见但对 COP 诊断有帮助的影像学表现有与胸膜面平行的不规则胸膜下带状影、中央为磨玻璃样阴影而周围为实变影的反晕征（reversed halo sign）等。

区分 COP 与继发性 OP 非常重要，因为继发性肺炎的治疗需要针对原发疾病（如感染和结缔组织疾病等）进行处理，或避免接触可能的诱发因素（如药物和放射性损伤等）。既往的研究报告及临床诊治经验提示继发性 OP 与 COP 相比预后更差，对治疗的反应也相对较差。一般来讲，SOP 患者较 COP 患者出现发热症状、听诊闻及捻发音、影像学检查出现胸腔积液的概率更高。既往关于 COP

笔记

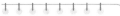

和 SOP 临床和影像学表现比较的结果存在较大差异。Vasu 等发现 SOP 患者更易出现发热和胸腔积液表现，Sveinsson 等则发现 SOP 患者更易出现捻发音，Basarakodu 等和 Drakopanagiot 等的研究则显示 COP 和 SOP 在临床和影像学表现方面并无显著性差别。这种研究结果差异产生的原因，可能是这些回顾性研究的样本量较小以及 SOP 疾病谱的构成不同。SOP 病因以结缔组织病为主，这些疾病易出现发热、胸腔积液等原发病表现，而在既往的研究中，SOP 的病因以感染后 OP、药物、放化疗等非系统性炎症疾病为主。SOP 患者从症状出现到入院的病程较 COP 患者短，可能与 SOP 患者系统症状较明显，因而患者就诊更早，而多数 COP 患者起病隐袭，发病初期不重视有关。COP 和 SOP 患者的预后较好，糖皮质激素是目前机化性肺炎的标志性治疗方法，70%～80% 的 COP 患者接受激素治疗后临床和影像学改变可以完全消失，SOP 预后相对不如 COP，提示 OP 和多肌炎/皮肌炎并存预后差。

OP 治疗方案:糖皮质激素，如强的松，起始剂量 0.75 mg/(kg·d)，2～4 周后逐渐减量;疗程通常为 6～12 个月;激素减量或停药过快会复发。

本病例从临床经过到临床表现、从生化常规检查到影像学检查、从组织活检到临床治疗反应，都比较符合 OP 诊断。患者发病始炎症指标高，包括感染指标也升高，病理活检提示急慢性炎细胞浸润，肺泡腔内见大量纤维素性渗出，肺泡间隔增厚，局灶大量中性粒细胞浸润，抗酸染色(-)，PAS 染色(-)，PASM 染色(-)。因此，本病例不排除是感染诱发 OP 可能，还有可能为急性纤维素性机化性肺炎（acute fibrinous and organizing pneumonia，AFOP)。

笔记

➕ 专家点评

　　COP 是指没有明确致病原（如感染）或其他临床伴随疾病（如结缔组织疾病）出现的 OP，是特发性间质性肺炎（idiopathic interstitial pneumonia，IIP）的一个亚型，具有独特的临床、影像和病理学特点。近年临床病例数有增加趋势，要求医生具有快速的诊断思维。本疾病的诊断属排他性诊断，临床遇到这类患者要充分沟通，积极排查感染及继发性 COP 的原因，及时行活检病理检查确诊，早期给予激素治疗等。本病诊治思路清晰，诊断及时，疗效较好，是一例治疗比较成功的 OP 病例。

参考文献

1. DEMEDTS M，COSTABEL U. ATS/ERS international multidiscplinary consensus classification of the idiopathic interstitial pneumonias. Eur Respir J，2002，19（5）：794 - 796.

2. SCHLESINGER C，KOSS M N. The organizing pneumonias：an update and review. Curr Opin Pulm Med，2005，11（5）：422 - 430.

3. SVEINSSON O A，ISAKSSON H J，SIGVALDASON A，et al. Clinical features in secondary and cryptogenic organizing pneumonia. Int J Tuberc Lung Dis，2007，11（6）：689 - 694.

4. 朱卫东，吕必宏，王启斌. 重症胸外伤并发急性呼吸窘迫综合征的治疗分析. 实用临床医药杂志，2010，14（21）：109，111.

5. KIM S J，LEE K S，RYU Y H，et al. Reversed halo sign on high-resolution CT of cryptogenic organizing pneumonia：diagnostic implications. Am J Roentgenol，2003，180（5）：1251 - 1254.

6. CORDIER J F. Cryptogenic organising pneumonia. Eur Respir J，2006，28（2）：422 - 446.

笔记

7. BASARAKODU K R, ARONOW W S, NAIR C K, et al. Differences in treatment and in outcomes between idiopathic and secondary forms of organizing pneumonia. Am J Ther, 2007, 14(5): 422 – 426.

8. DRAKOPANAGIOTAKIS F, PASCHALAKI K, ABU-HIJLEH M, et al. Cryptogenic and secondary organizing pneumonia: clinical presentation, radiographic findings, treatment response, and prognosis. Chest, 2011, 139(4): 893 – 900.

笔记

011
咳嗽、胸闷、间断发热伴肺部多发团块影、胸腔积液

病历摘要

患者，青年男性，主因"反复咳嗽、咳痰5个月"于2018-11-06入院。

患者自诉5个月前（2018-06）无明显诱因出现咳嗽，咳少量白色泡沫痰，感胸闷，间断发热，热峰不详，未重视，未就诊，症状无缓解。2018-07，患者至当地中心医院就诊，行胸部CT提示左肺下叶肿物，左侧胸腔积液，遂予胸腔穿刺并胸腔积液送检，予以经验性四联抗结核治疗2月余（具体不详），症状无缓解，患者自行停药。2018-11-02于外院复查胸部CT提示左肺下叶肿物较前明显增大，左侧胸腔积液较前增多，为进一步明确肿物性质，2018-11-06至我院就诊。

笔记

[入院查体]　神志清，体温 36.8 ℃，脉搏 108 次/分，呼吸 21 次/分，血压 109/64 mmHg。未触及明显浅表淋巴结，右肺呼吸音清，左肺呼吸音减弱，双肺未闻及明显干湿性啰音，未触及胸膜摩擦感。各瓣膜听诊区未闻及病理性杂音，腹软，全腹无压痛、反跳痛，双下肢无水肿。

[实验室检查]　乙肝六项：乙肝表面抗原 15.543（阳性），乙肝 e 抗体 0.117（阳性），乙肝核心抗体 0.115（阳性），乙肝前 S1 抗原 8.978（阳性）。输血四项：未见异常改变。PSA：4.89 ng/mL。尿常规、便常规 + 潜血（OB）：未见明显异常改变。一般细菌涂片检查（痰）：找到少量革兰阳性球菌及革兰阴性杆菌。同日 3 次结核菌涂片检查（痰）均未找到抗酸杆菌。真菌痰涂片检查：未找到真菌。2018-11-13 痰病原学检查：一般细菌涂片检查、结核菌涂片、真菌涂片未见明显异常。风湿四项：血清 C 反应蛋白 106.000 mg/L，抗链球菌溶血素"O"和类风湿因子均在正常范围内改变。ANA 抗体谱：未见明显异常改变；真菌（1-3）-β-D-葡聚糖、ANA3、ANCA、隐球菌荚膜多糖试验、痰结核分枝杆菌鉴定基因（5 位点）、HIV + 梅毒：未见异常改变。肺功能：肺活量重度降低，最大通气量轻度减低，1 秒量中重度减低，1 秒率偏高。流速容量曲线峰值降低。

[辅助检查]　2018-11-08 上腹部 + 胸部 CT 平扫 + 增强（图 11 - 1）：右肺下叶及左肺胸膜下多发结节、团片状实变影，右锁骨上窝、纵隔及腹膜后区多发增大、肿大淋巴结，肿瘤性病变待排除。左侧胸腔少量积液伴左肺下叶节段性实变。肝实质钙化灶。右肾结石。

2018-12-05 胸部 CT 平扫与 2018-11-16 CT 片比较，两肺团块影范围无明显变化，右肺下叶结节增大，左侧胸腔积液稍有吸收，双侧锁骨上窝及纵隔肿大淋巴结无明显变化（图 11 - 2）。

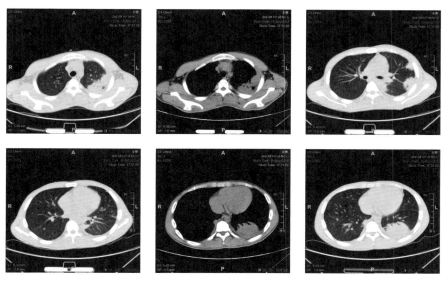

图 11 - 1　2018-11-08 上腹部 + 胸部 CT 平扫 + 增强

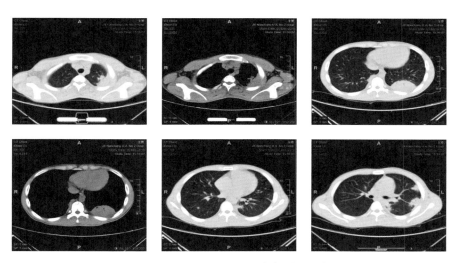

图 11 - 2　2018-12-05 胸部 CT 平扫

2018-12-13 胸部 CT 平扫 + 增强：与 2018-12-05 CT 片比较，两肺团块影较前大致相仿，左侧胸腔积液无明显变化，双侧锁骨上窝及纵隔肿大淋巴结较前无明显变化。

有创操作性检查：2018-11-08 行电子支气管镜以及经皮穿刺肺活检。电子支气管镜病理检查：（肺）送检肺组织、肺泡上皮增生，肺泡间隔增宽，血管扩张，纤维组织增生，较多慢性炎细胞浸润，个别肺泡腔内见纤维素性栓子。特殊染色：PAS（－）、PASM（－）、抗酸染色（－）。经皮穿刺肺活检：（肺）送检组织镜下见部分区纤维化，其中散在分布残存的衬覆异型增生的肺泡上皮的肺泡腔。

骨髓穿刺及活检，骨髓涂片细胞学：骨髓增生明显活跃，粒、红、巨三系形态未见明显异常，阅全片可见少量原幼稚淋巴样细胞，占0.5%，偶见噬血性组织细胞，请结合临床。骨髓细菌培养、隐球菌荚膜多糖试验未见明显异常。中性粒细胞碱性磷酸酶染色（NAP）：阳性率41%，积分66分/100N.C。骨髓组织活检：造血组织增生活跃，粒系比例增高，红、巨两系增生活跃，淋巴细胞散在分布。血液肿瘤免疫分型：在CD45/SSC点图上设门分析，淋巴细胞约占有核细胞的7%，比例明显降低，各淋巴亚群分布大致正常；原始区域细胞约占有核细胞的1%，分布散在；单核细胞约占有核细胞的5%，表型成熟；粒细胞约占有核细胞的77%，比例增高，未见明显发育异常。

［诊断］　肺部阴影：结核，真菌，OP？

［治疗］　根据患者的病史及体征无真菌感染证据，考虑肺癌、肺结核或纤维炎性病变的可能性大，2018-11-19行经皮肺穿刺送检组织镜下见部分区纤维化，其中散在分布残存的衬覆异型增生的肺泡上皮的肺泡腔。予以左氧氟沙星0.4g（11天）、盐酸氨溴索化痰后患者咳嗽、咳痰有所缓解，但肺部阴影未见明显吸收，嘱患者服用甲泼尼龙、口服30mg、每天1次，患者2019-01-29复查胸部CT平扫见肺内病灶较前吸收变淡，左侧胸腔积液较前吸收，双侧锁骨上窝及纵隔肿大淋巴结无明显变化。2019-02-17复查胸部CT与2019-01-29 CT片对比，左肺多发病灶较前有吸收、消散改变，右肺下叶结节变化不明显，左侧胸腔积液稍减少，双侧锁骨上窝及纵

隔增大、肿大淋巴结大致相仿（图 11 - 3）。考虑 OP，继续予以甲泼尼龙治疗。

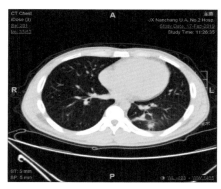
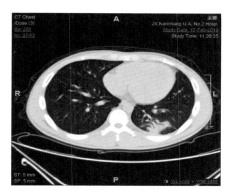
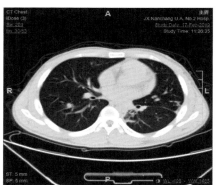
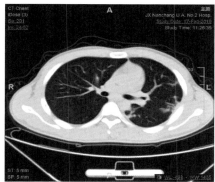

图 11 - 3　2019-02-17 复查胸部 CT

病例分析

1. 病例特点

①青年男性，既往无呼吸系统疾病病史。②以咳嗽、胸闷 3 月余为主要表现。③体格检查：心肺检查未见明显异常。④实验室检查：隐球菌荚膜多糖试验、痰结核分枝杆菌鉴定基因（5 位点）、HIV + 梅毒、输血四项、G 试验、GM 试验等未见异常改变；风湿免疫相关检查 ANA、ANCA 等大致正常，一般细菌涂片、结核菌涂

笔记

片、真菌痰涂片检查：大致正常。⑤肺功能：肺活量重度降低，最大通气量轻度降低，1秒量中重度减低。⑥2018-11-08胸部CT平扫＋增强：右肺下叶及左肺胸膜下多发结节、团片状实变影，右锁骨上窝、纵隔及腹膜后区多发增大、肿大淋巴结，肿瘤性病变待排除。左侧胸腔少量积液伴左肺下叶节段性实变。⑦电子支气管镜病理检查：（肺）送检肺组织、肺泡上皮增生，肺泡间隔增宽，血管扩张，纤维组织增生，较多慢性炎细胞浸润，个别肺泡腔内见纤维素性栓子。特殊染色：PAS（−）、PASM（−）、抗酸染色（−）。经皮穿刺肺活检：（肺）送检组织镜下见部分区纤维化，其中散在分布残存的衬覆异型增生的肺泡上皮的肺泡腔。

2. 诊疗思路

本病例表现为间断发热、咳嗽、胸闷伴有肺部多发块状浸润影，从临床上来考虑有肺部感染性病变和非感染性病变。感染性肺浸润影见于细菌、真菌、病毒、分枝杆菌感染及其他特殊感染（如肺孢子菌肺炎）。下述感染相关指标和标志物可能对区分感染性和非感染性肺部病变有一定帮助。①外周血白细胞：如白细胞计数大于10×10^9/L多为细菌感染，但严重感染时白细胞也可明显降低，病毒、支原体、衣原体、结核杆菌和真菌感染时白细胞计数可正常、轻度升高或降低。外周血嗜中性粒细胞中是否有较多杆状核和（或）幼稚细胞出现，是一项简单但十分有意义的检查。②CRP：一般认为CRP升高至超过正常值上限的3倍可作为肺炎的诊断标准之一。③PCT：是目前用于判断细菌感染的重要标志物，动态监测PCT水平变化还可作为评估抗感染药物治疗效果及确定抗感染药物疗程的参考指标；④怀疑为非细菌感染的患者，可酌情选择病毒学、真菌学、血清抗原和抗体等相关特异性检查。

本病例临床表现特点：亚急性发病，进行性发展，咳嗽、无

笔记

96

痰，无明显临床感染中毒症状，肺部啰音缺乏，感染炎症指标及标志物均阴性，抗感染治疗无效等，考虑为非感染性病变可能性大。

非感染性因素包括肺部原有疾病进展、尘肺、结缔组织疾病的肺部改变、肺血管炎、嗜酸性粒细胞肺炎、脂质性肺炎、弥漫性肺损伤、放射肺损伤、药物性肺病、肺泡微石症、弥漫性肺泡出血、COP、肿瘤（支气管肺泡癌、癌性淋巴管炎、淋巴瘤、多发性骨髓瘤、血源性转移癌）、肺泡蛋白沉积症、输血相关性肺损伤、其他（如肺水肿）等。肺部非感染性疾病的临床诊断思路一般先根据胸部 CT 影像学特点进行分类鉴别，最后结合实验室检查结果明确诊断。

本病例结合病史及相关的实验室检查、CT 影像特点，主要考虑 COP 和淋巴瘤待排，后者经过多次的肺活检基本也可排除。最终患者的病理经远程多学科会诊确诊为机化性肺炎可能，经过激素治疗，临床症状及肺部阴影迅速好转及吸收。

3. 疾病介绍

（1）COP 临床特点

1）女性明显多于男性。本病多为亚急性起病，以呼吸道症状为主，包括咳嗽、咳痰、呼吸困难、胸闷及胸痛等，症状较轻，多数伴有发热。部分患者可伴有纳差、乏力等全身症状。肺部听诊可正常或局部闻及啰音，包括干湿性啰音及 velcro 啰音。由于 COP 临床表现缺乏特征性，除咳嗽外，相当一部分患者有发热，初期常被诊断为肺炎。

2）Cordier 等将其归纳为"五多一少"特点。①多态性：病变形态多种多样，其中斑片影、肺实变影、团块影及条索影发生比例较高，其他表现有粟粒状、网格状、蜂窝状及支气管扩张等；②多

笔记

发性：两肺多发病灶；③多变性：病灶具有明显游走性，此起彼伏，抗感染治疗无效；④多复发性：患者经治疗后病灶吸收，停药或减量后，肺内病灶可再次出现，追加治疗后，病灶仍可吸收；⑤多双肺受累；⑥蜂窝肺少见。

（2）COP 的诊断

对 COP 的诊断，是在临床特征、影像学表现基础上，结合病理形态，排除结核、肿瘤、结节病、其他间质性肺炎、继发性 COP 等做出的综合判断。遇到具有下列特点的患者时应高度警惕 COP：①亚急性起病，临床表现有呼吸困难、持续性干咳、发热、体重减轻；②肺部听诊有爆裂音；③胸部 X 线片呈游走性斑片状影，或呈弥漫性网状、结节状影；④多种抗生素治疗时病情呈进行性加重，并除外肺结核、支原体和真菌等肺部感染；⑤患者一般状况好而肺部影像表现相对较重，病程 2 ~ 3 个月病灶不吸收，以肺炎延迟吸收也不好解释；⑥患者无大量使用激素、免疫抑制剂或免疫功能受损的病史，发病初胸部影像即表现为多段多叶的肺部阴影。所以已诊断的肺炎患者，尤其血白细胞计数不高、抗生素治疗无效时，应尽早行肺活组织检查或支气管肺泡灌洗液检查确诊。

COP 胸部 CT 常见改变为两肺外带、胸膜下或者沿着支气管树分布的斑片状实变影、磨玻璃样影、结节影或肿块影、条索状影，实变影和肿块影中可以有支气管充气像，少数病例有胸腔积液，COP 患者往往存在两种或者两种以上的改变。

典型的病理改变是闭塞性细支气管炎和机化性肺炎呈弥漫性或斑片状分布，在肺脏气腔（包括细支气管、肺泡管、肺泡）内有机化性渗出或含有纤维母细胞的机化组织（肉芽组织），肉芽肿内含有胶原纤维和网状纤维，分别被 Van Gieson（VG）染色染成红色、被 Masson 三色染色染成绿色或蓝色；Ⅱ型肺泡上皮细胞增殖，肺

笔记

间质慢性炎性细胞浸润，肺泡巨噬细胞增多，部分呈泡沫样。本病例病理基本符合，可以确诊。

（3）COP 的鉴别诊断

COP 的影像学表现多样，需与多种疾病相鉴别。①细菌性肺炎：两者 CT 表现均为多发斑片影或大片含气实变影，易误诊为细菌性肺炎。但 COP 病变以双下肺为主，病变有多态性、多发性、易游走等特点，肺部影像学表现较重，但临床症状较轻，无法获得病原学依据，经抗感染治疗无效，需积极行肺穿刺取得病理明确诊断。②间质性肺病：COP 与间质性肺病，特别是特发性肺纤维化，影像学上都可以表现为以双肺胸膜下为主的磨玻璃样、网格状改变。但 COP 蜂窝样改变少见，且常合并肺泡腔的实变影，可呈游走性，使用抗生素无法吸收消散。间质性肺病进行性呼吸困难较突出，对激素反应欠佳，最后常因呼吸衰竭需气管插管，机械通气。③慢性嗜酸性粒细胞肺炎：实变影一般位于肺上野，也可位于下野，COP 患者还可有结节影及肺间质病变，肺穿刺活检确诊。④寻常型间质性肺炎：蜂窝样改变，肺体积缩小。⑤肺炎：临床症状较重，实变影分布无规律。⑥肺梗死：多发肺梗死位于肺基底部周边区域，有血栓栓塞易感因素。⑦细支气管肺泡癌：实变影一般无规律，肺间质病变少见，常伴有纵隔淋巴结肿大。局灶性机化性肺炎易被疑诊为肺癌。Drakopanagiotakis 等提出局灶性机化性肺炎区别于肺癌的 3 点影像学特征：肿块触及胸膜或沿支气管血管束并见血管的收缩会聚；肿块形状为平的、椭圆形、梯形或斜方形，而非圆形；存在卫星灶。

（4）COP 的治疗

COP 尚无规范治疗方案，糖皮质激素是主要治疗药物，对本病有良好疗效，其作用是抑制炎症和免疫过程，减少渗出，抑制炎性细胞浸润和细胞因子释放，减轻肉芽肿。治疗原则是早期、足量、足疗程，以减少并发症，降低复发率和病死率。

糖皮质激素是目前治疗 COP 的主要药物，糖皮质激素起始剂量为 0.75 mg/（kg·d），2~4 周后减量，总疗程 6~12 个月，激素减量或停药后可能出现复发。病情较重者，治疗初期可给予甲泼尼龙短期静脉注射，最快 48 h 出现临床症状的改善，肺部浸润影在治疗 2 周后开始吸收，4 周基本消散，激素用药 4 周后减量，总疗程 6~8 个月。对不能耐受糖皮质激素治疗的患者，可应用低剂量的糖皮质激素联合硫唑嘌呤治疗。

临床研究显示，大环内酯类药物治疗部分 COP 的疗效确切，临床症状缓解，胸部影像学表现改善，炎性标志物减少。但大环内酯类药物治疗 COP 存在药物剂量和使用疗程尚不确定的问题。目前认为，14 环和 15 环大环内酯类药物均可以使用，如红霉素、克拉霉素和阿奇霉素，其适应证主要包括：①临床症状和（或）生理功能受影响轻微者，可单独使用大环内酯类药物；②作为糖皮质激素治疗的辅助用药，在糖皮质激素减量时应用大环内酯类药物以减少复发；③对糖皮质激素不能耐受者，可单独使用大环内酯类药物；④对糖皮质激素治疗后病情无改善或进行性恶化的患者，可单独应用大环内酯类药物，或糖皮质激素联合使用大环内酯类药物，如每日 2 次口服克拉霉素 500 mg，疗程 3~12 个月。

COP 的预后远好于其他间质性肺疾病。早期诊断与治疗是影响预后的重要因素。文献指出，约 10% 的患者可自行缓解，65%~80% 的患者予糖皮质激素治疗后可收到良好效果，甚至可获得完全缓解，仅少数患者应用糖皮质激素治疗后病情继续进展，最终因呼吸衰竭死亡。

笔记

专家点评

机化性肺炎是弥漫性肺疾病中的一种，是肺部的非特异性炎症，包括隐源性机化性肺炎和继发性机化性肺炎两大类，前者为特发性，病因不明，后者与其他疾病相关。COP 在临床上属于少见病，但近年来发病呈上升趋势，由于其临床表现缺乏特异性，临床误诊率高。本病例从整个过程来看，起始误诊为结核性胸膜炎、后误诊为肺部感染，也怀疑肺部肿瘤（淋巴瘤）等，最终经过活检确诊。所以遇到发热伴肺部浸润性阴影时，应该规范我们的思路，结合指南、共识，及时开展多学科讨论，这样可能减少病情延误，早诊断、早治疗。

参考文献

1. ARAKAWA H, KURIHARA Y, NIIMI H, et al. Bronchiolids obliterans with organizing pneumonia versus chronic eosinophilic pneumonia：high-resolution CT findings in 81 patients. Am J Roentgenol, 2001, 176(4)：1053 - 1058.

2. LEE K S, KULLNIG P, HARTMAN T E, et al. Cryptogenic organizing pneumonia：CT findings in 43 patients. Am J Roentgenol, 1994, 162(3)：543 - 546.

3. AKIRA M, YAMAMOTO S, SAKATANI M. Bronchiolitis obliterans organizing pneumonia manifesting as muliple large nodules or masses. Am J Roentgenol, 1998, 170(2)：291 - 295.

4. JOHKOH T, MULLER N L, CARTIER Y, et al. Idiopathic interstitial pneumonias：diagnostic accuracy of thin-section CT in 129 patients. Radiology, 1999, 211(2)：555 - 560.

笔记

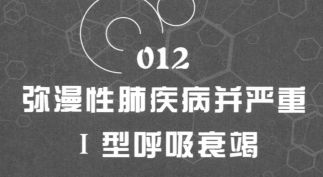

012
弥漫性肺疾病并严重
I 型呼吸衰竭

病历摘要

患者，男，41 岁。主因"体力不佳 6 年，胸闷、气促 2 月余"于 2003-12 入院。患者自诉 6 年前无明显诱因出现体力不佳，易劳累，休息后好转，平时无胸闷、气促，无口唇发绀。2 个月前活动后感明显胸闷、气促，口唇明显发绀。

[入院查体] 体温 36.8 ℃，呼吸 28 次/分，精神差，颜面稍有发绀，口唇明显发绀，咽轻度充血，呼吸表浅、急促，双肺呼吸音稍弱，两肺可闻及较多捻发音，肢端可见杵状指。

[实验室检查] 血常规：白细胞计数 12.46×10^9/L，中性粒细胞百分比 71%，大小便常规正常，血糖 8.32 mmol/L。血 CEA 16.37 ng/mL，红细胞沉降率 11 mm/h，血乳酸脱氢酶（lactate

笔记

dehydrogenase，LDH）520 IU/L。痰涂片找癌细胞阴性，痰涂片抗酸杆菌阴性，痰培养无致病菌生长。肺功能因患者难以进行配合未检查。未吸氧时 PaO_2 44 mmHg，$PaCO_2$ 22 mmHg，SaO_2 85.1%。

[辅助检查]　胸部 X 线片示双肺中下肺野斑片状致密影（图12-1），胸部 CT 示双肺弥漫性铺路石磨玻璃样致密影（图12-2）。

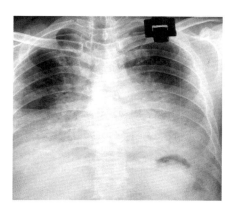

图 12-1　胸部 X 线片

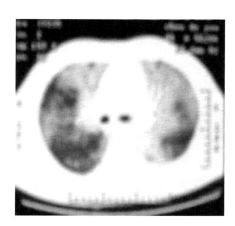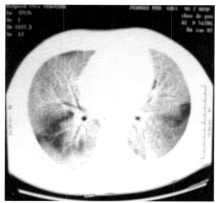

图 12-2　胸部 CT

[诊断]　弥漫性肺疾病并严重 I 型呼吸衰竭。

[治疗]　入院后行持续中流量吸氧，经诊断性纤支镜支气管肺泡灌洗，BALF 呈牛奶样外观，静置后见乳白色沉淀。因患者不能耐受纤支镜肺活检，故于 1 月 16 日行胸腔镜肺活检，病理镜下见

笔记

细支气管及肺泡腔内充满 PAS 染色阳性的颗粒状物质，肺泡上皮增生，肺泡壁水肿，少许淋巴细胞及组织细胞浸润，肺泡蛋白沉着症（pulmonary alveolar proteinosis，PAP）明确诊断（图 12 – 3）。

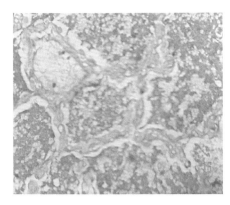

图 12 – 3　肺泡腔内充满 PAS 染色阳性的颗粒状物质

患者于 1 月 30 日在全身麻醉下行右肺灌洗（图 12 – 4）。先予双腔气管插管，听诊确定插管到位、分隔良好，单侧肺通气，行右肺灌洗，压力为 40 cmH$_2$O。第 1 次灌洗生理盐水（NS）600 mL，回收 300 mL，渐增量，每次灌洗 NS 1 000 mL，引流出 1 000 mL。

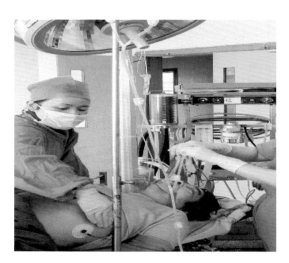

图 12 – 4　全肺灌洗

笔记

引流初始 SaO_2 降至71%，双肺通气后升至96%，后期引流中最低降至86%，2 min 后上升至100%。引流液初为乳白色，略带灰色，呈淘米水样，静置后有大量沉淀物，反复灌洗后引流液渐清亮，无沉淀（图12-5）。术中共灌洗 NS 13 050 mL，引流出 12 000 mL。术后患者症状明显缓解，自觉呼吸顺畅，不吸氧时 PaO_2 上升至54 mmHg。

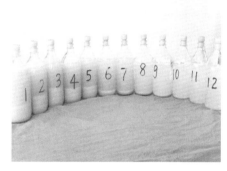

图 12-5　引流液初为乳白色，呈淘米水样，静置后有大量
沉淀物，反复灌洗后引流液渐清亮，无沉淀

2月4日于全身麻醉下行左肺灌洗术，共灌洗 NS 12 800 mL，引流出 12 600 mL。术中 SaO_2 最低降至94%，双肺通气后很快升至100%。术后不吸氧时 PaO_2 上升至68～71 mmHg，SaO_2 上升至93.7%，CT复查示双肺磨玻璃样影明显减少（图12-6），病情好转出院。

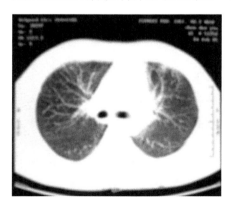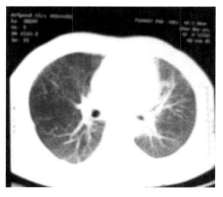

图 12-6　术后 CT 复查示双肺磨玻璃样影明显减少

病例分析

1. 诊疗思路

本例患者活动后气促，后进展至休息时亦感气促，干咳或咳白色、黄色痰。CT 检查主要表现为两肺弥漫分布的磨玻璃影或肺实变，内可见支气管充气影，病变与周围正常肺组织分界清楚、边缘锐利，称为地图样表现（geographic appearance），具有一定特征性。支气管肺泡灌洗出牛奶样物质，病理活检符合肺泡蛋白沉积症的改变。

2. 疾病介绍

PAP 是指原因不明的肺泡腔内弥漫性蛋白沉积，首先由 Rosen 于 1958 年提出，国内于 1965 年首次报道此病，迄今为止，文献共报道数百余例。

PAP 可分为"先天性""继发性""获得性"3 种类型，其中超过 90% 的 PAP 患者属于"获得性"，病因不明。近年来研究发现，"获得性" PAP 可能与粒 – 巨噬细胞集落刺激因子（granulocyte-macrophage colony-stimulating factor，GM-CSF）基因缺陷有关。βc 链是白介素-3（interleukin-3，IL-3）、白介素-5（interleukin-5，IL-5）和 GM-CSF 的共同受体链，在肺泡巨噬细胞和肺泡 Ⅱ 型上皮细胞上均有表达。GM-CSF 基因或其 βc 受体基因敲除可使小鼠肺泡巨噬细胞功能异常，肺泡表面活性物质清除障碍，表现类似于人类 PAP。研究还在"获得性" PAP 患者血清和 BALF 中发现了抗 GM-CSF 抗体，而在"先天性"和"继发性" PAP 患者中未发现此抗体，这种全身性抗体的存在可能与 PAP 复发有关。大多数"先天性" PAP 患者是婴幼儿，为常染色体隐性遗传，大部分由 SP-B 基因的框移突变引起，但有一些病例不存在 SP-B 表达异常，却存在 βc 受体表达低下。在成人 PAP 中，"继发性"患者不多见。"继发性" PAP 与吸入化学物质或矿物质、肺部感染、恶性肿瘤（尤其是血液系统恶性肿瘤）及免疫缺陷疾病密切相关。

PAP 肺功能改变主要表现为限制性通气功能障碍、弥散障碍和低氧血症。PAP 胸部 X 线表现缺乏特征性，可表现为多发小结节状阴影、双肺蝶翼样致密影或大片状致密影。多发小结节型 PAP 易被误诊为肺泡细胞癌、肺结节病及肺转移癌等疾病，蝶翼样致密影、大片状致密影需与肺水肿及肺炎相鉴别。CT 表现为双肺弥漫性病变，呈云雾状肺实变阴影，边界清楚，与病变相间的肺组织完全正常，似地图样。纵隔、肺门均无肿大淋巴结，胸膜光滑整齐。高分辨 CT 表现为肺部形态各异的斑片状实变阴影，呈磨玻璃样改变，两肺广泛性浸润，不呈叶段分布，无明显好发区域。实变区小叶内和小叶间间隔增厚，围成多边形，形成碎石路样改变。

PAP 症状、体征及影像学表现虽不具特异性，但诊断方法不难，可通过经纤支镜诊断性肺泡灌洗和经纤支镜肺活检或经胸腔镜肺活检、开胸肺活检、尸检诊断。PAP 肺泡灌洗回收液肉眼观呈白色混浊絮状液，质稠，静置后有大量沉淀，无上清液出现。涂片背景中可见较多红染蛋白物质，并见较多巨噬细胞，经 PAS 染色后蛋白物质及巨噬细胞浆内颗粒均呈强阳性反应。典型病理表现为光镜下肺泡结构基本正常，肺泡腔内充满细颗粒状、无结构的 PAS 染色阳性的蛋白样物质，肺泡Ⅱ型细胞增生、肥大，电镜下观察见肺泡腔明显扩张，腔内有许多大小不一呈同心圆排列的多层膜样结构和无定形物质，大颗粒断裂后可见分层样结构，宛如葱头，肺泡Ⅱ型上皮细胞增多，细胞表面有大量短微绒毛。PAP 患者可有 LDH、CEA 升高。

笔记

全肺灌洗于 1965 年首次被用于治疗 PAP，现被认为是最安全、疗效最肯定的方法。成人 PAP 患者中小部分有自愈倾向。大容量全肺灌洗需在全身麻醉下进行，对重症 PAP，尤其是伴有严重呼吸衰竭的患者，灌洗过程中氧合的保障是进行灌洗及成功的关键。国外曾在高压氧下进行来保证动脉氧饱和度，但高压氧的不良反应有氧中毒，尤其是在吸入气氧分压过高或吸氧时间过长时易发生肺型氧中毒；其次是气压伤，尤其是在减压过程中要特别注意气胸的发生。体外肺膜要求较高的条件和技术，一般单位难以开展。常规的全肺灌洗，为保障氧合，关键的环节有：一是全身麻醉诱导前充分去氮给氧。因为 PAP 患者，尤其是伴严重呼吸衰竭时，氧的储备较少，充分给氧可明显提高氧储备，减少气管插管时缺氧的危险；同时，充分去除灌洗肺内的氮气后，有利于灌洗液与肺泡表面的接触，提高灌洗效果。二是确保双肺的分隔。首先是气管插管，通常应用左侧双腔气管导管，管号尽可能大而不伤声门（男性 37～39 号，女性 35～37 号），利于灌洗液的回收。插管位置必须准确，必要时可使用纤维支气管镜引导和窥视。其次是确保双肺分离，如出现以下情况，可能两肺有漏：①灌洗液中有气泡；②通气侧可闻及湿性啰音或水泡音；③灌洗液出入量严重失衡；④动脉氧饱和度下降。麻醉管理，特别是双腔管位置以及双肺分隔是否彻底直接关系到患者的安危及大容量灌洗术的成功与否。三是单侧与双侧肺通气交替进行以确保患者术中的安全。可采取纯氧正压单侧和灌洗回收后双肺交替通气，提高患者的氧储备，保证灌洗时氧饱和度在 80%以上。此外，回收灌洗液除虹吸作用外还可利用负压吸引，一方面提高回收率，同时还可缩短单侧通气的时间。本例患者在全肺灌洗中，当单侧肺通气时间较长时，氧饱和度降至 90%以下，在充分回收灌洗液后，间歇行双肺纯氧正压通气使 SaO_2 迅速上升来确保氧的供给，提高氧的储备。四是及时调整体位。既要防止灌洗液溢流到对侧通气肺，同时又要防止通气肺因重力对血流的影响而导致通气血流比例失调，产生低氧血症。因此，我们在进注灌洗液时，采取仰卧位，必要时灌洗侧位和头稍低位，以便灌洗液的回收。灌洗中还可对患者进行拍背震荡，以使肺泡蛋白充分溶解，提高灌洗液的回收率。

重症 PAP 患者全肺灌洗过程中低氧血症的处理，我们的体会：①充分的去氮给氧，插管后认真观察单侧肺通气后 PaO_2 和 SpO_2 的变化，确保氧饱和度在 90% 以上为安全，否则采取其他方法下全肺灌洗。②低氧血症多在灌洗液回收过程中出现或加重，一旦 PaO_2 < 60 mmHg 或 SpO_2 < 90%，应中止引流并灌注灌洗液，增加肺泡内压，减少肺内分流，改善氧合。③术中监测心电图、动脉血氧饱和度及血压等指标。④灌洗完毕，间断负压吸引残存的灌洗液，拔出双腔支气管导管，换单腔气管插管，送重症监护病房观察，行 BiPAP 呼吸支持，之后改鼻导管给氧。本例患者行左右全肺各灌洗 1 次，引流出大量蛋白物质，患者自觉症状明显改善，PaO_2 上升达 24 mmHg 以上，胸部 CT 复查病变明显减轻。

灌洗后的并发症主要包括：①肺部感染，可能与灌洗后菌群失调、重建有关，可适当使用抗生素治疗；②尿潴留；③气胸；④发热等。本例患者经过 2 次全肺灌洗，全过程安全，疗效可靠，未发生并发症。我们认为，大容量全肺灌洗对治疗 PAP 是安全、有效的方法，对重症伴呼吸衰竭的 PAP 患者，只要把握好术前、术中及术后低氧血症的处理，仍然是安全的。

专家点评

肺泡蛋白沉积症是一种罕见的肺部弥漫性疾病，以表面活性物质相关的富磷脂蛋白物质在肺泡的异常沉积为特征。其临床表现是非特异性的，以隐袭性渐进性呼吸困难或劳累性呼吸困难和持续性干咳为主；高分辨率CT的影像学表现为翼状影或不规则的铺路石影，但这些并不是诊断的指标。目前诊断PAP的金标准包括支气管肺泡灌洗和经纤维支气管镜肺活检的组织病理学检查，病理学检查以肺泡内充满有PAS染色阳性的蛋白样物质为特征，而肺泡隔及周围结构基本完好，目前PAP的标准治疗包括全肺灌洗沉积在肺泡的表面活性物质相关的富磷脂蛋白物质，这种治疗方法可使很多患者的临床表现和影像学表现得到改善，也有部分患者对GM-CSF替代治疗反应良好。本病例是典型的重症PAP伴有重度呼吸衰竭，能及时确诊，并在没有ECMO的条件下完成了全肺灌洗，最终成功治愈患者，是因时、因地、适宜处置患者的病例。

参考文献

1. ROSEN S H, CASTLEMAN B, LIEBOW A A. Pulmonary alveolar proteinosis. N Engl J Med, 1958, 258(23): 1123 – 1142.

2. SEYMOUR J F, PRESNEILL J J. Pulmonary alveolar proteinosis: progress in the first 44 years. Am J Respir Crit Care Med, 2002, 166(2): 215 – 235.

3. LATZIN P, TREDANO M, WŬST Y, et al. Anti-GM-CSF antibodies in paediatric pulmonary alveolar proteinosis. Thorax, 2005, 60(1): 39 – 44.

4. MARTINEZ-MOCZYGEMBA M, DOAN M L, ELIDEMIR O, et al. Pulmonary alveolar proteinosis caused by deletion of the GM-CSFR alpha gene in the X chromosome pseudoautosomal region 1. J Exp Med, 2008, 205(12): 2711 – 2716.

5. CAREY B, TRAPNELL B C. The molecular basis of pulmonary alveolar proteinosis. Clin Immunol, 2010, 135(2): 223 – 235.

笔记

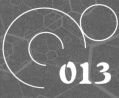

013
以多发动脉栓塞为首发表现的
骨髓增生异常综合征

病历摘要

患者，男，34 岁。主因"反复动脉栓塞复发 3 年，发现白细胞下降 1 周"入院。

患者在 2013 年 4 月 3 日之前无明显诱因出现发热，胸痛，气促，胸痛为持续性，在急诊行胸部 CT 检查提示双肺炎症，血常规检查显示白细胞及中性粒细胞增高，急诊予左氧氟沙星抗感染治疗仍有发热，门诊拟"肺部感染"收入院。2012 年有左侧髂动脉血栓栓塞介入及左下肢截肢手术史。肺动脉 CTA 示左肺下叶，右肺上叶、中叶、下叶肺动脉可见管腔充盈缺损，提示肺动脉栓塞（图 13 - 1）。入住呼吸科，予低分子肝素钙皮下注射，后长期口服华法林抗凝。3 年前再次出现右侧股动脉栓塞，在血管外科行手术

笔记

治疗。门诊多次监测血常规发现"白细胞计数下降",故收入血液科住院。

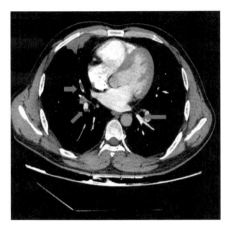

图 13 - 1   2013-04-05 肺动脉造影:左肺下叶,右肺上叶、
中叶、下叶肺动脉可见管腔充盈缺损

[入院查体]   体温 36.5 ℃,脉搏 82 次/分,呼吸 21 次/分,血压 120/80 mmHg。神志清楚,呼吸稍急促,右肺湿性啰音。心率 82 次/分,律齐。腹软,全腹无压痛及反跳痛。

[实验室检查]   2013-04-05 血常规:白细胞计数 10.45×10^9/L,中性粒细胞百分比 78%。D-二聚体定量:650.00 μg/L。心、肾功能及电解质:正常。心脏彩超:左室舒张功能减退,三尖瓣轻度反流。双下肢静脉彩超:正常。2016-08-24 血常规:白细胞计数 2.50×10^9/L,红细胞计数 3.69×10^{12}/L,血红蛋白 122 g/L,中性粒细胞百分比 39.6%。2016-08-26 血常规(五分类法):白细胞计数 2.73×10^9/L,红细胞计数 3.14×10^{12}/L,血红蛋白 102 g/L,中性粒细胞百分比 72.5%。结核感染 T 细胞检测、输血四项、乙肝六项、真菌(1-3)-β-D-葡聚:正常。2016-08-24 红细胞沉降率:26 mm/h。2016-08-26 ANA 谱、类风湿因子、抗环瓜氨酸多肽抗体、ANCA 谱、ANA 谱 3、抗磷脂抗体谱 6 项:正常。肿瘤四项:铁蛋白 610.3 ng/mL。

[辅助检查]　①2016-08-24 全腹部至足底 CTA：腹主动脉下段、右侧股浅动脉下段、腘动脉血栓并狭窄、闭塞，右侧足背动脉闭塞提示血栓栓塞（图 13 - 2）；左侧髂内动脉及股深动脉局部双腔提示夹层。②血管病理：一条血栓样组织，长 4.5 cm，直径 0.3～0.5 cm。③2016-09-21 骨髓穿刺涂片：骨髓增生活跃，原始幼稚细胞易见，占 10.5%，粒、红、巨三系可见不同程度形态改变，MDS-RAEB-Ⅱ 不能排外。④骨髓活检：骨髓增生大致正常，粒系核左移伴 ALIP，巨核细胞异型增生，考虑骨髓增生异常综合征。⑤染色体：47，XY，+11［8］/46，XY。⑥免疫分型：粒细胞分化成熟障碍，可见幼稚细胞（约占有核细胞的 11.81%）。综合诊断为骨髓增生异常综合征（myelodysplastic syndromes，MDS）（RAEB-Ⅱ，IPSS 2.5 分，高危组）。

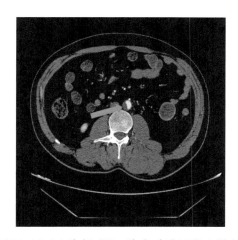

图 13 - 2　2016-08-24 腹部 CT：腹主动脉下段血栓并狭窄、闭塞

[诊断]　①多发动脉栓塞；②骨髓增生异常综合征（RAEB-Ⅱ，IPSS 2.5 分，高危组）。

[治疗]　予以低分子肝素钙抗凝治疗，后改为口服华法林抗凝，同时予前列地尔降低肺动脉高压；出院后不规律服用抗凝药物。2016 年 6 月再次发现股动脉栓塞，于 2016-08-25 局部麻醉下行

"右股动脉切开取栓术，胫前动脉球囊扩张成形术"，术中采用取栓导管于下肢动脉内取出血栓，予低分子肝素、华法林（3 mg，每天1 次）抗凝。后患者门诊多次检查提示白细胞低下，骨髓提示MDS-RAEB-II 不能排外。于 2017-02-08 开始行 CAG 方案化疗（C：阿柔比星 20 mg×d1，d3，d5，d7；A：阿糖胞苷 18 mg×d1 ~ d14，每 12 h 1 次；G：重组人粒细胞集落刺激因子 200 μg×d1 ~ d14，每天 1 次）。并给予输注去白悬浮红细胞改善贫血，输注血小板改善出血倾向。患者后期失访。

病例分析

1. 病例特点

①中年男性，既往无呼吸系统疾病史，无免疫缺陷病史。既往有左侧髂动脉血栓栓塞介入及左下肢截肢手术史。②反复出现下肢、肺动脉、腹主动脉栓塞症状。③实验室检查示 D-二聚体定量650.00 μg/L，多次白细胞计数 <4×10⁹/L。④肺动脉 CTA：左肺下叶，右肺上叶、中叶、下叶肺动脉可见管腔充盈缺损。腹部 CTA：腹主动脉下段血栓并狭窄、闭塞。⑤骨髓病理：骨髓增生异常综合征。

2. 疾病介绍

急性血栓性疾病是临床常见的一大类急诊，根据累及的血管系统可分为动脉系统血栓栓塞和静脉系统血栓栓塞。前者表现为受累血管支配的相应器官缺血甚至坏死，及时的血管再灌注治疗可挽救相应的器官，也直接影响患者的预后；静脉系统的血栓栓塞包括肺栓塞和深静脉血栓栓塞，表现为受累静脉的回流障碍，深静脉血栓脱落后所致的肺血管栓塞，重者可危及生命，需要在时间窗内给予再灌注治疗。本例患者在近 5 年的时间反复发生多部位动脉栓塞及肺栓塞，并且曾经多次行手术治疗，一直未找到病因，后因出现血细胞减少而发现并确诊 MDS，并同时进行血栓栓塞和 MDS 的治疗。

MDS 是一组起源于造血干细胞的异质性髓系克隆性疾病，其特点是髓系细胞发育异常，表现为无效造血、难治性血细胞减少，高风险向急性髓系白血病（acute myelogenous leukemia，AML）转化。

（1）诊断

1）诊断标准：MDS 的最低诊断标准见表 13 - 1。其中相关指标减少的标准为：中性粒细胞绝对值 $< 1.8 \times 10^9/L$，血红蛋白 $< 100 \, g/L$，血小板计数 $< 100 \times 10^9/L$。

表 13 - 1　MDS 的最低诊断标准

必要条件（以下 2 条均须满足）
①持续 4 个月一系或多系血细胞减少（如检出原始细胞增多或 MDS 相关细胞遗传学异常，无须等待可诊断 MDS）；
②排除其他可导致血细胞减少和发育异常的造血及非造血系统疾病。

相关（主要）标准（至少满足以下 1 条）
①发育异常：骨髓涂片中红细胞系、粒细胞系、巨核细胞系发育异常细胞的比例 $t > 10\%$；
②环状铁粒幼红细胞占有核红细胞比例 $> 15\%$，或 35% 且同时伴有 SF381 突变；
③骨髓涂片原始细胞占 5%～19%（或外周血涂片占 2%～19%）；
④常规核型分析或 FISH 检出有 MDS 诊断意义的染色体异常。

辅助标准（对于符合必要条件、未达主要标准、存在输血依赖的大细胞性贫血等常见 MDS 临床表现的患者，如符合 ≥2 条辅助标准，诊断为疑似 MDS）
①骨髓活检切片的形态学或免疫组化结果支持 MDS 诊断；
②骨髓细胞的流式细胞术检测发现多个 MDS 相关的表型异常，并提示红系和（或）髓系存在单克隆细胞群；
③基因测序检出 MDS 相关基因突变，提示存在髓系细胞的克隆群体。

2）诊断方法：MDS 诊断依赖于多种实验室检测技术的综合使用，其中骨髓穿刺涂片细胞形态学和细胞遗传学检测技术是 MDS

诊断的核心。①细胞形态学检测：MDS 患者外周血和骨髓涂片的形态学异常分为两类：原始细胞比例增高和细胞发育异常。典型的 MDS 患者，发育异常细胞占相应系别细胞的比例 > 10% 。拟诊 MDS 患者均应进行骨髓铁染色计数环状铁粒幼红细胞，其定义为幼红细胞胞质内蓝色颗粒在 5 颗以上且围绕核周 1/3 以上者。②细胞遗传学检测：所有怀疑 MDS 的患者均应进行染色体核型检测，通常需分析 > 20 个骨髓细胞的中期分裂象，并按照《人类细胞遗传学国际命名体制（ISCN）2013》进行核型描述。40% ~ 60% 的 MDS 患者具有非随机的染色体异常，其中以 + 8 、 − 7/del（7q）、del（20q）、 − 5/del（5q） 和 − Y 最为多见。在 MDS 患者常见的染色体异常中，部分具有诊断价值。③流式细胞术（FCM）：目前尚无 MDS 特异性的抗原标志或标志组合。对于缺乏确定诊断意义的细胞形态学或细胞遗传学表现的患者，不能单独依据 FCM 检测结果确定 MDS 诊断。但 FCM 对于 MDS 的预后分层以及低危 MDS 与非克隆性血细胞减少症的鉴别诊断有应用价值。对于无典型形态学和细胞遗传学证据，无法确诊 MDS 的患者，FCM 检测结果可作为辅助诊断标准之一。④分子遗传学检测：新一代基因测序技术可以在绝大多数 MDS 患者中检出至少一个基因突变。MDS 常见基因突变包括 *TET2*、*RUNXl*、*ASXLl*、*DNMT3A*、*EZH2*、*SF381* 等。常见基因突变检测对 MDS 的诊断有潜在的应用价值，如基因突变对 MDS 伴环状铁粒幼红细胞（MDS-RS）亚型有重要诊断和鉴别诊断价值，应为必检基因。部分基因的突变状态对 MDS 的鉴别诊断和危险度分层有一定的价值，推荐作为选做检测项目。

3）鉴别诊断：MDS 的诊断依赖骨髓细胞分析中细胞发育异常的形态学表现、原始细胞比例升高和细胞遗传学异常。MDS 的诊断仍然是排除性诊断，应首先排除反应性血细胞减少或细胞发育异常，常见需要与 MDS 鉴别的因素或疾病如下。①先天性或遗传性血液病：如先天性红细胞生成异常性贫血、遗传性铁粒幼红细胞性贫血、先天性角化不良、范可尼贫血、先天性中性粒细胞减少症和先天性纯红细胞再生障碍等。②其他累及造血干细胞的疾病：如再生障碍性贫血、阵发性睡眠性血红蛋白尿症（PNH）、原发性骨髓纤维化、大颗粒淋巴细胞白血病（LGL）、急性白血病（尤其是伴有血细胞发育异常的患者、低增生性 AML 或 AML-M）等。③维生素 B 或叶酸缺乏。④接受细胞毒性药物、细胞因子治疗或接触有血液毒性的化学制品或生物制剂等。⑤慢性病性贫血（感染、非感染性疾病或肿瘤）、慢性肝病、慢性肾功能不全、病毒感染（HIV、CMV、EBV 等）。⑥自身免疫性血细胞减少、甲状腺功能减退或其他甲状腺疾病。⑦重金属（如砷剂等）中毒、过度饮酒、铜缺乏。

（2）治疗

MDS 患者自然病程和预后的差异性很大，治疗宜个体化。应根据 MDS 患者的预后分组，同时结合患者年龄、体能状况、合并症、治疗依从性等进行综合分析，选择治疗方案。MDS 的治疗目标是改善造血、提高生活质量，较高危组 MDS 治疗目标是延缓疾病进展、延长生存期和治愈。

1）支持治疗：支持治疗最主要目标为提升患者生活质量。包括成分输血、EPO、G-CSF 或 GM-CSF 和去铁治疗。

2）免疫调节剂治疗：常用的免疫调节药物包括沙利度胺和来那度胺等。

3）免疫抑制治疗（IST）：包括抗胸腺细胞球蛋白（ATG）和环孢素 A，可考虑用于具备下列条件的患者：预后分组为较低危、骨髓原始细胞比例 <5% 或骨髓增生低下、正常核型或单纯 +8、存在输血依赖、HLA-DRl 5 阳性或存在 PNH 克隆。

4）去甲基化药物：常用的去甲基化药物包括5-阿扎胞苷（azacitidine，AZA）和5-阿扎-2-脱氧胞苷（decitabine，地西他滨）。

5）化疗：较高危组尤其是原始细胞比例增高的患者预后较差，化疗是选择非造血干细胞移植（hematopoietic stem cell transplant，HSCT）患者的治疗方式之一。可采取AML标准3+7诱导方案或预激方案。

6）异基因造血干细胞移植（allo-hematopoietic stem cell transplantation，allo-HSCT）：allo-HSCT是目前唯一能根治MDS的方法，造血干细胞来源包括同胞全相合供者、非血缘供者和单倍型相合血缘供者。allo-HSCT的适应证：①年龄<65岁、较高危组MDS患者；②年龄<65岁、伴有严重血细胞减少、经其他治疗无效或伴遗传学异常（如 -7、3q26重排、*TP53*基因突变、复杂核型、单体核型）的较低危组患者。拟行allo-HSCT的患者，如骨髓原始细胞≥5%，在等待移植的过程中可应用化疗或去甲基化药物或二者联合桥接allo-HSCT，但不应耽误移植的进行。

7）其他：雄激素对部分有贫血表现的MDS患者有促进红系造血作用，是MDS治疗的常用辅助治疗药物，包括达那唑、司坦唑醇和十一酸睾酮。接受雄激素治疗的患者应定期检测肝功能。此外有报道，全反式维甲酸及某些中药成分对MDS有治疗作用，建议进一步开展临床试验验证。

🩺 专家点评

由于重视程度和诊疗水平的提高，肺栓塞和其他部位动脉血栓栓塞性疾病临床上并不少见，但同时且反复发生在同一患者身上却非常罕见，因为肺动脉栓塞和其他动脉栓塞的血栓来源并不相同，疾病也涉及多个不同科室和专业，所以常常未能从整体疾病进行考虑和循因，也就没有系统的预防和干预措施。本例患者 MDS 在左髂动脉血栓截肢后 6 年余才得到确诊，期间多次发生多种血栓栓塞性疾病，均未能找到明确原因或易患因素。MDS 作为恶性肿瘤前期状态，在确诊后当然能够理解为肺栓塞及其他血栓栓塞性疾病的危险因素，虽然 MDS 与血栓栓塞性疾病的关系仍缺乏循症医学证据，但本例给我们的提示意义仍然非常重要，那就是临床医师往往在肺栓塞循因时更重视实体肿瘤的排查，而容易忽略血液系统恶性肿瘤或者其前期状态的排查，导致未能及时发现和诊断相关疾病，不利于疾病的诊疗进程和预后。

参考文献

1. SWERDLOW S H, CAMPO E, HARRIS NL, et al. WHO classification of tumouls of haematopoietic and lymphoid tissues. 4 ed. IARC：Lyon, 2017.

2. CHESON B D, GREENBERG P L, BENNEA J M, et al. Clinical application and proposal for modification of the International Working Group（IWG）response criteria in myelodysplasia. Blood, 2006, 108（2）：419 – 425.

3. KILLICK S B, CARTER C, CULLIGAN D, et al. Guidelines for the diagnosis and management of adult myelodysplastic syndromes. Br J Haematol, 2014, 164（4）：503 – 525.

4. GREENBERG P L, TUECHLER H, SCHANZ J, et al. Revised international prognostic scoring system for myelodysplastic syndromes. Blood, 2012, 120（12）：2454 – 2465.

5. VALENT P, ORAZI A, STEENSMA D P, et al. Proposed minimal diagnostic criteria for myelodysplastic syndromes（MDS）and potential pre-MDS conditions. Oncotarget, 2017, 8（43）：73483 – 73500.

笔记

014
变应性支气管肺曲霉病

病历摘要

患者，男，67岁，主因"反复咳嗽、咳痰、胸闷30余年，再发加重2个月"入院。

患者于30余年前反复于受凉后出现咳嗽，咳白色黏液痰，易咳出，量不多，伴胸闷、气促，以活动后多见及加重，无胸痛，无双下肢水肿，每次症状持续数天至数周不等，每次发病经"抗感染、解痉平喘"等对症支持治疗后可好转。病情呈进行性加重，活动耐量亦进行性下降，多次就诊于我院，诊断为"慢性支气管炎伴哮喘"，病情缓解时体力状况一般，长期使用沙美特罗替卡松粉吸入剂500 μg吸入治疗，症状控制尚可，但仍有反复发作。此次患者于2个月前再次出现咳嗽，咳嗽频繁，且进行性加重，咳黄脓痰，不易咳出，伴胸闷、气促，活动后明显，无咳血，无畏寒、发热、心慌、胸痛、下肢水肿等不适，遂来我院就诊，行胸部 CT 示两肺多发斑片状、结节状、条索状高密度影，考虑两肺感染性病变，门诊拟"慢性阻塞性肺疾病、支气管哮喘"收入院。既往糖尿病病史 4 年，规律使用门冬胰岛素 30 控制血糖。否认肝炎、肺结核病史，无高血压、心脏病病史，无粉尘接触史，无吸烟史。

[入院查体]　体温 36.4 ℃，脉搏 108 次/分，呼吸 21 次/分，血压 122/78 mmHg，动脉血氧饱和度（指脉氧）99%。神志清楚，双肺呼吸音减低，可闻及干性啰音，右肺明显，未闻及胸膜摩擦音，心脏听诊无明显异常，腹软，无压痛及反跳痛，双下肢无水肿。

[实验室检查]　血常规 + CRP：白细胞计数 $6.55 \times 10^9/L$，红细胞计数 $3.73 \times 10^9/L$，血红蛋白 109 g/L，嗜酸性粒细胞绝对值 $1.71 \times 10^9/L$↑，嗜酸性粒细胞百分比 26.11%，C 反应蛋白 17.75 mg/L↑。免疫球蛋白总 IgE：18 700.0 U/mL↑。痰病原学：找到较多真菌孢子及菌丝，未找到抗酸杆菌。肝功能、肾功能、电解质、凝血四项 + D-二聚体、肿瘤指标、BNP、肌酶谱、G 试验、GM 试验、结核感染 T 细胞检测、大小便常规等未见明显异常。胸部高分辨 CT：两肺支气管扩张，呈柱状扩张，可见树芽征、指套征，部分支气管内密度增高，两肺斑片状密度增高影。纵隔数枚稍大淋巴结，大者短径约 1.26 cm。双侧胸膜未见明显增厚，胸腔内未见积液。影像诊断：两肺支气管扩张伴感染，部分支气管内黏液栓形成；右肺尖团片实变影（图 14 - 1）。

为进一步明确诊断，完善支气管镜检查：各叶段支气管黏膜充血，气道内大量淡黄色脓性分泌物，右下叶背段支气管可见褐色坏死物堵塞气道，快速石蜡切片检查与诊断（右肺下叶背段），镜下

笔记

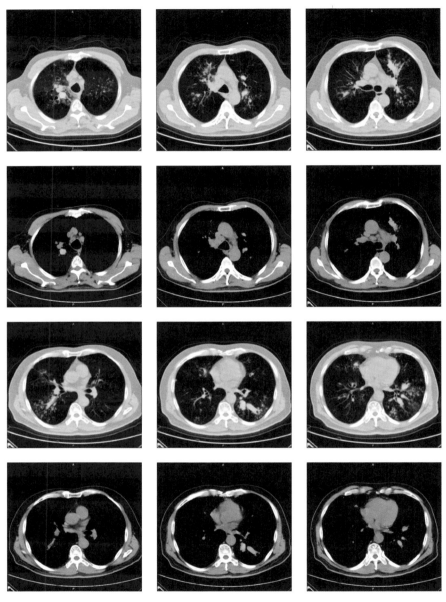

图 14 −1　胸部 CT 见两肺支气管扩张伴感染，部分支气管内
黏液栓形成；右肺尖团片实变影

见少许支气管黏膜，间质纤维组织增生，大量急、慢性炎细胞浸润。BALF 涂片及培养提示烟曲霉感染（图 14 −2）。

[诊断]　变应性支气管肺曲霉病。

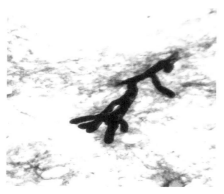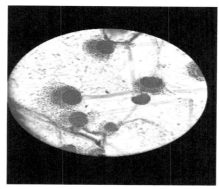

图 14 - 2　BALF 涂片及培养提示烟曲霉

[治疗]　住院期间予以伏立康唑抗真菌治疗，甲强龙抗炎治疗，氨茶碱平喘等对症支持治疗，患者病情平稳后出院。出院后给予泼尼松片 30 mg，每天 1 次；2 周后减量至 20 mg，每天 1 次，根据 IgE 及病情，2 周后再次减量 5 ~ 10 mg，总疗程 6 个月以上。伏立康唑 100 mg，每天 2 次，疗程 4 ~ 6 个月。患者 1 个月后复诊：咳嗽、胸闷等症状较前缓解，复查胸部 CT 可见肺部支气管柱状和囊状扩张程度较前减轻，肺部浸润影较前减少（图 14 - 3）。

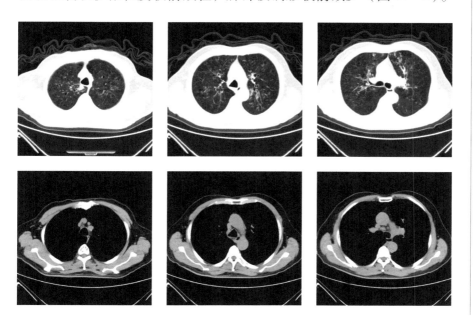

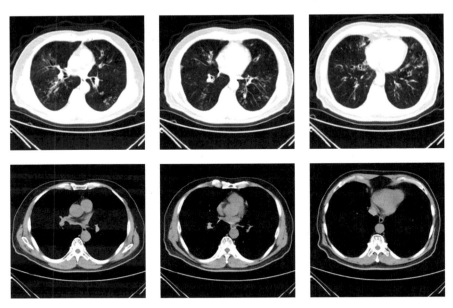

图 14 -3　胸部 CT 示中心性支气管扩张、
"树芽征"较之前明显好转

病例分析

1. 病例特点

①老年男性，67 岁，慢性病程，有哮喘、糖尿病史及哮喘家族病史；②以反复咳嗽、咳痰、喘息为主要临床表现；③查体：双肺呼吸音减低，可闻及干湿性啰音；④IgE：18 700 U/mL > 1 000 U/mL；⑤血嗜酸性粒细胞升高（EOS 绝对值：1.71×10^9/L，EOS 百分比：26.11%）；⑥典型影像：两肺中心性支气管扩张，部分支气管内黏液栓形成，"树芽征"；⑦病原学检查（痰及 BALF）：烟曲霉。

2. 疾病介绍

变应性支气管肺曲霉病（allergic bronchopulmonary aspergillosis，ABPA）是烟曲霉致敏引起的一种变应性肺部疾病，表现为慢性支气管哮喘（简称哮喘）和反复出现的肺部阴影，可伴有支气管扩张。少见情况下，其他真菌也可引起与 ABPA 相似的表现，统称变应性支气管肺真菌病（allergic bronchopulmonary mycosis，ABPM）。

（1）临床表现

ABPA 的临床表现多种多样，缺乏特异性，主要表现为咳嗽、咳痰、喘息，还可见低热、消瘦、乏力、胸痛等。咳棕褐色黏冻样痰栓为特征性表现。存在支气管扩张时，可有不同程度的咯血。少数患者可以没有明显症状。体检时肺部可闻及湿啰音或哮鸣音。晚期患者可出现杵状指和发绀。由于黏液嵌塞可引起肺不张甚至肺萎缩，体格检查可发现呼吸音减弱或闻及管状呼吸音。肺部浸润累及肺外周时，可发生胸膜炎，吸气时可伴胸壁活动受限和胸膜摩擦音。

（2）主要检查

1）皮肤试验

针对烟曲霉的阳性速发型皮肤反应是诊断 ABPA 的必备条件之一。但由于其他真菌也可致病，当烟曲霉皮试呈阴性反应，而临床又高度疑诊时，则应进行其他曲菌或真菌的皮肤试验，如白色念珠菌、交链孢菌、特异青霉菌等。

2）血清学检查

①血清总 IgE（TIgE）测定：血清 TIgE 水平是 ABPA 诊断及随访中最重要的免疫学指标之一。健康人、过敏性哮喘及 ABPA 患者血清 TIgE 水平均存在较大波动。就诊前接受治疗，尤其是全身激素治疗，可导致血清 TIgE 下降。因此，一旦怀疑 ABPA 应尽早在治疗前进行 TIgE 测定，在治疗过程中应动态监测 TIgE 的变化以指导药物调整。关于诊断 ABPA 的血清 TIgE 界值，目前大多数学者建议为 > 1000 U/mL。②特异性 IgE（sIgE）测定：曲霉 sIgE 是 ABPA 特征性的诊断指标，用于诊断 ABPA 的界值为 > 0.35 kUA/L

（A 指的是变应原）。在诊断 ABPA 的过程中，建议进行曲霉变应原皮试和烟曲霉 slgE 水平联合检测（后者更加灵敏）。③烟曲霉血清沉淀素或 slgG 测定：69%～90% 的 ABPA 患者可出现曲霉血清沉淀素阳性，但对于 ABPA 的诊断特异性不高。如果 ABPA 患者出现高滴度的曲霉 sIgG 抗体，同时伴有胸膜纤维化或持续性肺部空洞形成，则提示为慢性肺曲霉病。

3）血嗜酸性粒细胞计数

ABPA 患者常有外周血嗜酸性粒细胞计数升高，但对于诊断 ABPA 的敏感性和特异性不高；由于外周血嗜酸性粒细胞与肺部嗜酸性粒细胞浸润程度并不平行，即使外周血嗜酸性粒细胞计数正常，亦不能排除 ABPA。目前建议外周血嗜酸性粒细胞增多作为 ABPA 的辅助诊断指标，诊断界值为 $>0.5\times10^9$ 个/L。

4）痰液检查

痰液（特别是痰栓）显微镜检查可发现曲霉菌丝，偶尔可见到分生孢子，嗜酸性粒细胞常见，有时可见夏科－莱登（Charcol-Leyden）结晶。痰培养中曲霉易造成污染，必须重复进行，多次出现同一真菌才有意义。ABPA 患者痰曲霉培养阳性率为 39%～60%，但对于 ABPA 的诊断并非必须。但考虑到耐药问题，建议对需要使用抗曲霉药物的患者，在治疗前进行痰培养，可根据药敏试验结果选择用药。

5）肺功能检查

对有反复呼吸道症状的患者，肺通气功能和支气管舒张（或激发）试验有助于诊断哮喘，评价肺功能受损状况。ABPA 急性期表现为可逆性阻塞性通气功能障碍，慢性期则可表现为混合性通气功能障碍和弥散功能降低。不推荐采用曲霉抗原进行支气管激发试验，因为可能引起致死性支气管痉挛。肺功能检查可作为治疗效果的评价指标。

6）胸部影像学表现

ABPA 常见的影像学表现为肺部浸润影或实变影，其特点为一过性、反复性、游走性。肺浸润呈均质性斑片状、片状或点片状，部位不定，可累及单侧或双侧，上、中、下肺均可，但以上肺多见。对于 ABPA 具有一定特征性的表现包括黏液嵌塞、支气管扩张、小叶中心性结节、"树芽征"等。气道黏液嵌塞在 ABPA 中很常见，胸部高分辨 CT（HRCT）上表现为指套征或牙膏征。外周细支气管黏液阻塞可致"树芽征"。中心性支气管扩张曾是 ABPA 的诊断标准之一，但诊断 ABPA 的敏感度仅为 37%；而 30% 左右的 ABPA 只有周围性支气管扩张。因此，目前认为支气管扩张只是 ABPA 的表现之一，而非诊断所必需。部分患者在疾病后期可出现肺部空腔、曲霉球形成及上肺纤维化，提示并发慢性肺曲霉病。

7）病理学检查

ABPA 的诊断一般不需要进行肺组织活检，但对于不典型的病例，肺活检有助于除外其他疾病如肺结核、肺部肿瘤等。ABPA 的病理学特征包括：①支气管腔内黏液栓塞，嗜酸性粒细胞等炎症细胞浸润，可见夏科 - 莱登结晶；②富含嗜酸性粒细胞的非干酪性肉芽肿，主要累及支气管和细支气管；③嗜酸性粒细胞性肺炎；④支气管扩张。有时病变肺组织中可见曲霉菌丝。

（3）诊断及鉴别诊断

诊断 ABPA 通常根据相应的临床特征、影像表现和血清学检查结果，包括：①哮喘病史；②血清 TIgE 升高（通常 >1000 U/mL）；③血清曲霉 slgE 升高；④皮肤试验曲霉速发反应阳性；⑤血清曲霉 slgG 升高和（或）沉淀素阳性；⑥胸部 X 线片或肺部 CT 显示支气管扩张。其他有助于诊断的临床特征或辅助检查还包括咳黏液栓，

笔记

外周血嗜酸性粒细胞增多，胸部 X 线片或肺部 CT 显示片状游走性阴影、黏液嵌塞征，痰培养曲霉阳性等。2013 年国际人类和动物真菌学会（ISHAM）专家组提出了新的 ABPA 诊断标准。在这一诊断标准的基础上，结合我国的疾病分布特点和临床实际情况，提出以下诊断标准。诊断 ABPA 须具备第 1 项、第 2 项和第 3 项中的至少 2 条。第 1 项：①哮喘，特别是难治性哮喘或重症哮喘；②其他疾病：支气管扩张、慢性阻塞性肺疾病、肺囊性纤维化等。第 2 项：①血清烟曲霉 slgE 水平升高（>0.35 KUA/L）或烟曲霉皮试速发反应阳性；②血清 TIgE 水平升高（>1 000 U/mL），如果满足其他条件，<1 000 U/mL 也可考虑诊断。第 3 项：①外周血嗜酸性粒细胞 >0.5×10^9 个/L；使用激素者可正常，以往的数据可作为诊断条件；②影像学与 ABPA 一致的肺部阴影：一过性病变包括实变、结节、"牙膏征"或"手套征"、游走性阴影等，持久性病变包括支气管扩张、胸膜肺纤维化；③血清烟曲霉特异 IgG 抗体或沉淀素阳性。

疾病分型：肺部 HRCT 显示中心性支气管扩张或支气管黏液栓，即支气管扩张型 ABPA（ABPA-B）；如无支气管扩张，则诊断为血清型 ABPA（ABPA-S）。

鉴别诊断：曲霉和其他真菌在呼吸道和肺部引起的反应，临床上可有多种表现形式，包括真菌过敏性支气管炎、气道定植、真菌致敏性重症哮喘（severe asthmawith fungal sensitization，SAFS）、ABPA/ABPM、侵袭性肺真菌病等。ABPA 也极易被误诊为其他具有相似表现的呼吸道疾病，如过敏性肺炎（外源性变应性肺泡炎）、变应性血管炎性肉芽肿、伴发哮喘的肺嗜酸性粒细胞浸润症等。在我国，ABPA 因其影像表现多样，加之上肺野病变多见，因而常被误诊为肺结核。有时 ABPA 的团块状阴影（黏液栓）可被误诊为肺部肿瘤。SAFS 是因真菌致敏导致的严重哮喘，其与 ABPA 在临床

表现和实验室检查方面多有相似之处，不易鉴别，尤其是血清型
ABPA。SAFS的诊断标准包括：①难以控制的重症哮喘；②真菌
致敏：真菌变应原皮试阳性或真菌sIgE增高，但血清TIgE水平
<1 000 U/mL。SAFS患者无肺部浸润和支气管扩张等影像表现。

（4）治疗

ABPA的治疗目标包括控制症状，预防急性加重，防止或减轻
肺功能受损。治疗药物在抑制机体曲霉变态反应的同时，清除气道
内曲霉定植，防止支气管及肺组织出现不可逆损伤。

1）避免变应原接触

ABPA患者应尽量避免接触曲霉等变应原，脱离过敏环境对于
控制患者症状、减少急性发作非常重要。

2）激素

口服激素是ABPA的基础治疗，不仅能抑制过度免疫反应，同
时可减轻曲霉引起的炎症损伤。早期应用口服激素治疗，可防止或
减轻支气管扩张及肺纤维化造成的慢性肺损伤。绝大多数ABPA患
者对口服激素治疗反应良好，短时间内症状缓解、肺部阴影吸收。
口服激素的剂量及疗程取决于临床分期。治疗时间依据疾病严重程
度不同而有所差异，总疗程通常在6个月以上。对于Ⅳ期患者，可
能需要长期口服小剂量激素维持治疗。吸入激素（ICS）不作为
ABPA的首选治疗方案，单独使用ICS并无临床获益。但对于全身
激素减量至≤10 mg/d（泼尼松当量）的患者，联合使用ICS可能
有助于哮喘症状的控制，同时可减少全身激素用量。

3）抗真菌药物

抗真菌药物可能通过减少真菌定植、减轻炎症反应而发挥治疗
作用。对于激素依赖患者、激素治疗后复发患者，建议使用。研究
发现伊曲康唑（itraconazole）可减轻症状，减少口服激素用量，同

时降低血清 TIgE 水平、减少痰嗜酸性粒细胞数目。成年患者通常的用量为 200 mg，口服，每天 2 次，疗程 4 ~ 6 个月；如需继续用药，亦可考虑减至 200 mg，每天 1 次，疗程 4 ~ 6 个月。伊曲康唑有口服胶囊和口服液两种剂型。服用胶囊制剂需要胃酸以利吸收，可与食物或酸性饮料一起服用，应避免同时服用质子泵抑制剂和抗酸药；而口服液则需空腹时服用。由于口服伊曲康唑生物利用度个体差异大，有条件者建议进行血药浓度监测。伊曲康唑在肝脏代谢，肝功能不全者慎用。总体而言，伊曲康唑不良反应少见，包括皮疹、腹泻、恶心、肝毒性等。建议用药期间监测肝功能。近些年研究发现其他唑类如伏立康唑（voriconazole）也具有同样的疗效，临床改善可见于 68% ~ 78% 的患者，不良反应少见，包括肝功能损害、肢端水肿、皮疹、恶心、呕吐。视觉异常相对多见，停药后可很快恢复。对于伊曲康唑治疗无改善的患者，换用伏立康唑仍可见疗效。伏立康唑的用法用量：200 mg、口服、每 12 h 1 次（体重 ≥ 40 kg），或 100 mg、口服、每 12 h 1 次（体重 < 40 kg）。疗程同伊曲康唑。

4）其他药物

重组人源化 IgE 单克隆抗体——奥马珠单抗（omalizumab）治疗可改善症状，减少急性发作和住院次数，改善肺功能，减少口服激素剂量。但报道资料多为个例经验和小样本研究，目前暂不推荐常规使用。

专家点评

近年来 ABPA 逐渐引起我国临床医师重视，但由于该病临床表现多样，诊断标准不一，且需要特殊的实验室检查，临床上存在诊断不及时、治疗不规范等情况。而早期诊断、及时给予全身糖皮质激素（简称激素）治疗，可控制病情，防止不可逆性肺部损害的发生。

　　ABPA 的临床表现缺乏特征性，尤其是在疾病的早期，可被误诊或漏诊多年，但哮喘几乎是所有患者共同的临床表现。因而在哮喘管理中，无论病情严重程度或控制状态如何，均应高度警惕 ABPA 的发生。建议对所有哮喘患者进行曲霉变应原皮试和（或）曲霉 sIgE 检测以明确曲霉致敏情况。对于曲霉致敏的患者，应行进一步检查以及时明确是否存在 ABPA。对于存在曲霉致敏，但尚未达到 ABPA 诊断标准的患者应定期随访，以便在出现支气管扩张或肺功能明显受损之前获得及时诊断。对于临床怀疑 ABPA，但缺乏上述检查条件者，应及时转诊到有条件的医院进行诊治。

参考文献

1. AGARWAL R, CHAKRABARTI A, SHAH A, et al. Allergicbronchopulmonary aspergillosis：review of literature and proposalof new diagnostic and classification criteriaf. Clin Exp Allergy, 2013.43(8)：850 – 873.

2. GREENBERGER P A, BUSH R K, DEMAIN J G, et al. Allergic bronchopulmonary aspergillosis. J Allergy Clin Immunol Praet, 2014, 2(6)：703 – 708.

3. PATTERSON K, STREK M E. Allergic brenehoputmonary aspergillosis. Proc Am Thorac Sac, 2010, 7(3)：237 – 244.

4. Inhaled beclomethasone dipropionate in allergic bronehopulmonary aspergillosis. Report to the Research Committee of the British Thoracic Association. Br J Dis Chest, 1979, 73(4)：349 – 356.

5. AGARWAL R, KHAN A, AGGARWAL A N, et al. Role of inhaled corticosteroids in the management of serological allergic bronchopulmonary aspergillosis (ABPA). Intern Med, 2011, 50(8)：855 – 860.

6. STEVENS D A, SCHWARTZ H J, LEE J Y, et al. A randomized trial of itraconazole in allergic bronchopulmonary aspergillosis. N Engl J Med, 2000, 342 (11)：

笔记

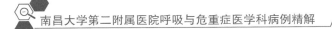

756 – 762.

7. ELPHICK H E, SOUTHERN K W. Antifungal therapies for allergic bronchopulmonary aspergillosis in people with cystic fibrosis. Cochrane Database Syst Rev, 2016, 11： CD002204.

8. MOREIRA A S, SILVA D, FERREIRA A R, et al. Antifungal treatment in allergic bronchopulmonary aspergillosis with and without cysticfibrosis：a systematic review. Clin Exp Allergy, 2014, 44(10)：1210 – 1227.

9. CHISHIMBA L, NIVEN RM, COOLEY J, et al. Voriconazole and posaconazole improve asthma severity in allergic bronchopulmonary aspergillosis and severe asthma with fungal sensitization. J Asthma, 2012, 49(4)：423 – 433.

10. 中华医学会呼吸病学分会. 中国成人社区获得性肺炎诊断和治疗指南(2016 年版). 中华结核和呼吸杂志, 2016, 39(4)：253 – 279.

015
播散性马尔尼菲青霉病

病历摘要

患者，男，51 岁，工人。主因"反复咳嗽、咳痰 5 月余，加重 1 周"入院。

患者自诉于 5 个月前无明显诱因出现咳嗽，以干咳为主，咳少量白痰，偶伴右侧轻度胸痛，无放射性，无胸闷，曾有间断发热，无夜间盗汗等不适。2017 年 12 月在我科住院，考虑"肺部感染，支气管狭窄"等，经治疗，症状好转出院。患者此次于 1 周前受凉后再次出现咳嗽，咳少量白痰，无发热，无心悸、心慌，无咯血，伴全身乏力，偶有盗汗。于 2018-03-22 至广州市某医院行胸部 CT：右肺上叶前段、右肺下叶背段炎症改变，右肺中叶内侧段大片状实变影，双肺多发小结节灶，心包少量积液。为进一步治疗，门诊拟

笔记

133

"肺部阴影"收入院。患者自起病以来，精神倦怠，纳差，大小便正常。体重较前减轻 3 kg。平素身体一般，2 型糖尿病病史 4 个月，现自诉血糖控制良好，已自行停药。银屑病病史 4 月余，曾接受甲氨蝶呤、糖皮质激素治疗，病情改善，已停用。否认肝炎、肺结核病史，否认高血压、心脏病病史，无烟酒嗜好，无粉尘接触史，家族史无特殊。为皮革厂工人，长期接触刺激性气味。

[入院查体] 体温 36.5 ℃，脉搏 115 次/分，呼吸 19 次/分，血压 146/79 mmHg。神志清楚，全身多发性皮疹、脱屑，两肺呼吸音减低，可闻及湿性啰音，无胸膜摩擦音，心率 115 次/分，律齐，未闻及杂音。腹软，无包块，无压痛及反跳痛，肝脾无肿大。四肢肌力及肌张力正常，神经系统未及异常。

[实验室检查] 血常规：白细胞计数 $8.18 \times 10^{12}/L$，中性粒细胞百分比 86.5%，红细胞计数 $3.73 \times 10^{12}/L$，血红蛋白 102 g/L，血小板计数 $472 \times 10^{12}/L$；CRP > 200 mg/L；红细胞沉降率 69 mm/h；肾功能：尿素 6.83 mmol/L，肌酐 101.60 μmol/L；糖化血红蛋白 7.0%；神经元特异性烯醇化酶 14.64 ng/mL；肝功能、凝血四项均正常；AFP + CEA + CA199 + PSA 均正常。对比 2017-12-24 胸部增强扫描（图 15 - 1），2018-03-29 行胸部增强扫描（图 15 - 2）示右肺中叶、下叶病灶有吸收，右肺上叶支气管不通畅，管腔内见筛孔状影，以远右肺见斑片状实变，密度不均匀，强化欠均匀。其余支气管管腔通畅。两肺多发小结节，纵隔见数个增大淋巴结，较大者短径约 10 mm。诊断意见：考虑上叶支气管黏液栓伴右肺感染可能。全腹增强扫描示肝、脾轻度肿大；肠系膜间隙、腹膜后及左侧髂血管旁多发肿大淋巴结，考虑为淋巴结结核可能性大。

进一步完善 T-sopt 正常，G 试验、GM 试验均阴性，风湿、自身免疫抗体阴性，反复 HIV 检测均阴性；2018-04-02 行骨髓穿刺，骨髓涂片细胞学正常；2018-04-04 电子支气管镜检查：镜下见广泛

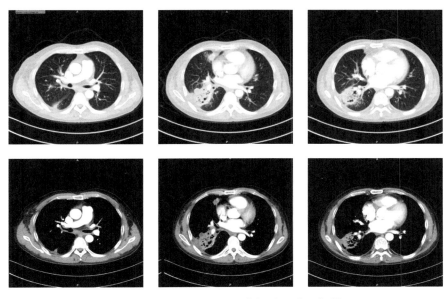

图 15 － 1　2017-12-24 胸部 CT 增强扫描

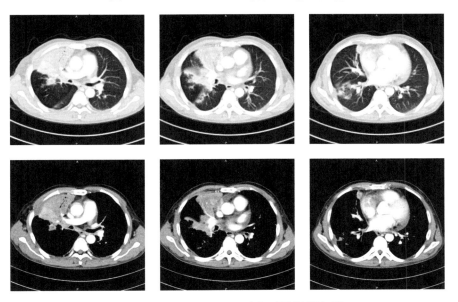

图 15 － 2　2018-03-29 胸部 CT 增强扫描

气道黏膜肉芽及溃疡性病变，有干酪样坏死物，考虑真菌？结核？
（图 15 － 3）。2018-04-08 血液培养、骨髓培养阳性，检出马尔尼菲
青霉菌；2018-04-10 右上叶开口处行黏膜活检，病理报告：PAS
（＋）、PASM（＋）、抗酸染色（－），提示（肺）真菌感染，符合马

笔记

尔尼菲青霉病（图15-4）。

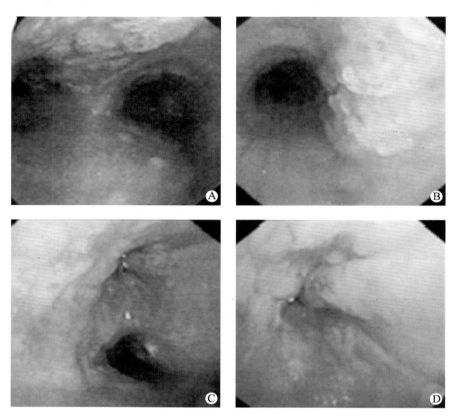

A：隆突；B：左主支气管；C：右主支气管；D：右上叶。

图 15-3　2018-04-04 电子支气管镜检查

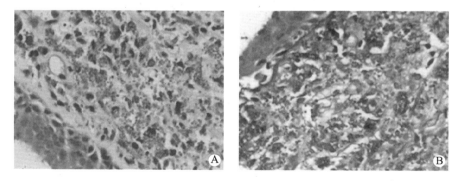

A：PAS 染色（×400）；B：银染（×400）。

图 15-4　2018-04-10 右上叶开口处行黏膜活检

[诊断]　马尔尼菲青霉病（播散性）。

[治疗]　予两性霉素 B 强化抗真菌治疗后序贯伊曲康唑治疗，好转出院。2018-05-14 复查支气管镜：镜下各级支气管接近正常（图 15－5）。2018-06-12 复查胸部 CT 病灶明显吸收（图 15－6）。

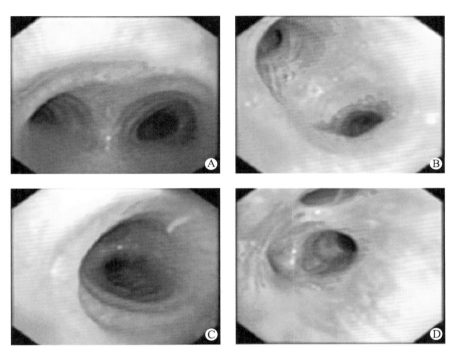

A：隆突；B：左主支气管；C：右主支气管；D：右上叶。

图 15－5　2018-05-14 复查支气管镜

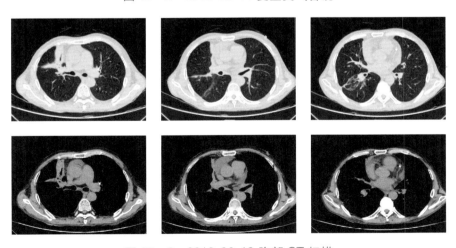

图 15－6　2018-06-12 胸部 CT 扫描

病例分析

1. 病例特点

①中年男性，病史较长（5个月）；②免疫低下（糖尿病史、服用免疫抑制剂及皮质激素）；③来自疫区；④主要表现为咳嗽、发热、肝脾及淋巴结肿大，有多系统受累表现；⑤胸部影像学：肺叶实变，双肺多发结节，支气管阻塞；⑥血培养及骨髓培养阳性，鉴定为马尔尼菲青霉菌；⑦支气管黏膜组织活检证实真菌感染；⑧病原学及病理学检查排除其他病原体感染及肿瘤。

2. 疾病介绍

（1）病因和发病机制

马尔尼菲青霉菌是一种温度依赖性双相真菌，即在 25 ℃ 和 37 ℃ 环境下表现为菌丝型和酵母型两种不同的形态。HIV 为最主要的感染诱因。对于非 HIV 阳性患者，有肺部基础疾病患者最多见，其他可能的诱因有糖尿病、长期使用激素、长期使用广谱抗生素、长期使用抗结核药物、与病原体有密切接触史等。人类自然感染马尔尼菲青霉菌的途径尚不十分明确。竹鼠是该菌的天然宿主，有研究认为竹鼠是该病重要的传染源，也有推测接触流行区的含菌土壤可引起人感染，具体传播途径尚待明确。在我国最早以广西壮族自治区最多见。流行病学调查表明该菌在自然界的分布主要在土壤，其孢子易随风播散。因此经呼吸道感染可能性很大，该菌也可以在水中长期存活，故不能除外消化道首发感染的可能。该菌是一种条件致病菌，发生于免疫力低下患者，可为局限型或播散型，马尔尼菲青霉菌通常最先侵犯肺部，随后通过血液循环播散到皮肤、皮下软组织、淋巴结、脾、小肠等器官。侵犯呼吸系统时表现为咳嗽、

笔记

咳痰、气紧、胸闷。侵犯消化系统时可有腹痛、腹泻、大便潜血阳性。皮肤损害是播散型的临床特征，皮损常见于面部、躯干上部及上肢，皮损种类多。侵犯淋巴系统引起淋巴结肿大，肝脾肿大。侵犯骨质系统引起溶骨质性变。

（2）病理学

机体的免疫系统功能状态决定了病变的基本表现形式：在成年非艾滋病患者，或 HIV 感染初期及 AIDS 早期，机体的免疫状态基本正常或轻度低下时，病变以慢性化脓性炎和化脓性肉芽肿性炎为主，但血管反应、中性粒细胞及液体渗出较细菌性脓肿轻，类似寒性脓肿。病变部位包括肺、皮肤及皮下软组织、骨和关节等。皮损的组织病理学改变主要分为肉芽肿性病变和坏死性病变，在肉芽肿性病变基础上可以出现化脓性病变。组织病理特征如下。①肉芽肿性病变（结节、脓肿或溃疡边缘取材的标本）：表皮轻度或中度增生，棘层肥厚，真皮浅深层淋巴细胞、组织细胞呈结节状浸润，多核巨噬细胞易见，可见中性粒细胞聚集形成脓肿。PAS 染色可见组织细胞或多核巨噬细胞内吞噬椭圆形或腊肠形孢子，部分孢子可见中央分隔。②坏死性病变（脐窝状丘疹处取材）：表皮局部坏死，真皮乳头和真皮浅层水肿，真皮浅中层数量不等的淋巴细胞、中性粒细胞和组织细胞浸润，可见灶状坏死和血管壁纤维素样变性，红细胞外溢。HE 染色可见组织细胞内外大量圆形或腊肠形孢子，孢子横隔分裂。

（3）临床表现

马尔尼菲青霉菌感染后患者临床表现为发热、咳嗽、贫血、消瘦、全身淋巴结肿大、皮肤损害和肝脾肿大，以皮肤损害居多，尤其 HIV 阳性的患者表现为中央坏死的脐窝状丘疹，类似传染性软疣皮损，皮损主要分布在头面部、四肢和躯干上部。但该皮损特征无特异性，常和 HIV 阳性的患者并发播散性组织胞浆菌感染和隐球菌感染的皮损相混淆，易被误诊。在 HIV 阴性的患者中，皮损常表现为皮肤结节和脓肿，在 HIV 阳性的患者中亦可出现结节样损害。患者早期皮损临床表现为结节，若未能及时治疗，可发展为脓肿，继而破溃并形成溃疡性损害。与病理表现形式相对应的是，马尔尼菲青霉病的临床表现形式同样取决于机体免疫状态以及病灶部位和范围。大致可以表现为以下两种形式。

①局限性马尔尼菲青霉病：多见于青壮年患者。病原菌仅局限在入侵部位，以局限于肺部的感染最为常见，系吸入病原菌孢子所致，其临床表现不具特征性，极易误诊为支气管炎、支气管扩张或肺结核等。若免疫功能下降，有可能发展成播散性感染。局限性感染也可因为外伤性接种引起，临床表现为皮肤结节，感染灶附近淋巴结可触及肿大。②播散性马尔尼菲青霉病：多见于 AIDS 患者及胸腺发育不良的婴幼儿。主要症状为发热，发热不规则，反复出现且持续时间长，多数患者伴有贫血，体重减轻，血小板减少，淋巴结和肝脾肿大。肺部受累表现为咳嗽、咳痰、胸痛等。累及消化系统出现腹痛、腹泻、脓血便等；骨受累表现为溶骨性损害，包括骨周组织出现皮下脓肿。至少70% 以上的播散性感染累及皮肤，皮损形态多种多样，以传染性软疣样、中央具坏死性脐窝状凹陷的损害较为特殊，具有一定的提示作用。

两型病变之间可有过渡型存在，与患者的机体免疫力有关。当机体免疫功能较正常，则病变易被局限而形成慢性局灶型马尔尼菲青霉病；当免疫功能逐渐低下时，病变逐渐播散演变成播散型马尔尼菲青霉病。

（4）诊断与鉴别诊断

该病主要在东南亚地区流行，如泰国、越南、柬埔寨、老挝、香港等，在流行地区，马尔尼菲青霉病已成为继结核病和隐球菌性脑膜炎之后的第三大机会性感染，并已成为东南亚国家 HIV 感染的指征性疾病。我国以广西、广东地区多见，但近年来，两广以外的省份也出现感染病例。马尔尼菲青霉病也较常见，诊断依靠流行病学、临床表现结合感染部位发现病原体。

马尔尼菲青霉病与组织胞浆菌病的临床和病理表现极其相似，易误诊。组织胞浆菌病主要在北美一带流行，少量来自非洲。我国不是主要流行区，但偶有病例报道。该病的病原体组织胞浆菌也为双相型真菌，其真菌培养的形态与马尔尼菲青霉菌截然不同，易于鉴别。HCAP 25 ℃生长较慢，无色素产生，2 ~ 3 周时才能看出特征，除分隔的菌丝外还有大小两种分生孢子：大孢子直径 8 ~ 15 μm，表面有棘突如舵轮状，有诊断价值；这两种真菌在 25 ℃生长时最易区分，而 37 ℃培养时和在人体组织中表现为酵母相，与马尔尼菲青霉菌不易鉴别。

（5）治疗

我国学者认为采用两性霉素 B 和伊曲康唑治疗均可取得较好疗效，两者联用可获得更高治愈率，合并 AIDS 患者在治疗的过程中均应同时行高效抗逆转录病毒疗法治疗。临床上，两性霉素 B 和伊曲康唑联用可用于严重的马尔尼菲青霉菌感染者，而中度感染者单用伊曲康唑或酮康唑，治愈后应口服伊曲康唑长期维持治疗，整个过程中应同时采用免疫辅助治疗。

①两性霉素 B 及其脂质体：由于两性霉素 B 毒性较大，一般只用于严重马尔尼菲青霉病患者的治疗，且不适宜长期使用，故多与伊曲康唑等联用。泰国学者对 74 名经培养确诊为系统性马尔尼菲青霉病的 AIDS 患者进行研究，先静脉给予两性霉素 B 0.6 mg/（kg·d），持续 2 周，然后再口服伊曲康唑 400 mg/d，持续 10 周，有 72 名

笔记

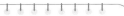

（97.3%）获得良好的治疗效果，没有发生严重的不良反应。我国香港学者胡德超等类似方案亦获得满意的效果。治疗期间应定期严密监测肝功能、肾功能、血常规、尿常规、血钾、心电图等，为了减轻其不良反应，给药前可给予解热镇痛药和抗组胺药，静脉滴注时同时给予氢化可的松 25～50 mg 或地塞米松 2～5 mg；当出现低血钾时给予口服补钾，出现肝功能损害时给予护肝治疗。鉴于两性霉素 B 毒性较大，临床上多采用其脂质体剂型。两性霉素 B 脂质体保留了两性霉素 B 的抗菌活性，更重要的是降低了两性霉素 B 的毒性及不良反应的发生率。②唑类抗真菌药：对马尔尼菲青霉菌有效的唑类抗真菌药主要是伊曲康唑、氟康唑和伏立康唑。伊曲康唑属三唑类抗真菌药，对浅部、深部真菌感染均有良好疗效。由于其为高度脂溶性化合物，故餐后服用可增加药物的吸收。伊曲康唑是目前研究得最多且效果显著的抗马尔尼菲青霉菌药。伊曲康唑在酵母相和菌丝相的 MIC 值分别为 0.03～0.06 μg/mL 和 0.03～0.50 μg/mL，体现出高度敏感性。伊曲康唑与酮康唑一起被推荐作为治疗轻、中度马尔尼菲青霉病的首选用药。

专家点评

　　马尔尼菲青霉病属地方流行病，好发于各种原因引起的免疫抑制患者，是我国南方和东南亚地区艾滋病患者最常见的机会性感染之一，漏诊、误诊率极高。临床表现涉及多系统且无特异性，诊断提示主要有流行病学、免疫缺陷或抑制状态结合多系统临床表现，诊断的确立需要在感染部位找到病原体，及时治疗可以防止组织坏死及器官功能障碍恶化。

笔记

参考文献

1. RANJANA K H, PRIYOKUMAR K, SINGH T J, et al. Disseminated Penicillium marneffei Infection among HIV-infected patients in Manipur State, India. J Infect, 2002, 45(4): 268 - 271.

2. LI J C, PAN L Q, WU S X. Mycologic investigation on rhizomys pruinous senex in guangxi as natural carrier with penicillium marneffei. Chin Med J, 1989, 102(6): 477 - 485.

3. LIU B, PING F U. Research progress of penicilliosis marneffei. Dermatol Venereol, 2010, 32(1): 26 - 28.

4. 马坚池, 席丽艳, 胡永轩. 马尔尼菲青霉病治疗进展. 皮肤性病诊疗学杂志, 2010, 17(1): 64 - 67.

5. VANITTANAKOM N, COOPER C R, FISHER M C, et al. Penicillium marneffei infection and recent advances in the epidemiology and molecular biology aspects. Clin Microbiol Rev, 2006, 19(1): 95 - 110.

6. WU T C, CHAN J W, NG C K, et al. Clinical presentations and outcomes of Penicillium marneffei infections: a series from 1994 to 2004. Hong Kong Med J, 2008, 14(2): 103 - 109.

7. 梁伶, 邱实, 韦高, 等. 酵母相马尔尼菲青霉菌体外抗真菌药敏试验研究. 中国皮肤性病学杂志, 2001(4): 243 - 245.

8. 侯幼红. 马尔尼菲青霉的研究现状. 中国真菌学杂志, 2007, 2(1): 49 - 51.

笔记

016
右心感染性心内膜炎并肺栓塞

患者，男，20岁，主因"反复发热1周"入院。

患者诉1周前（2018-05-18）无明显诱因开始出现发热，最高至39.5℃，伴咳嗽、胸闷不适，无盗汗、咯血，无恶心、呕吐等不适，予以"退烧药"（具体不详）后热退，后上述症状反复发作，仍有高热，至当地医院予以"抗炎"治疗后无明显好转，且伴右侧胸痛不适，遂来我院门诊寻求进一步治疗，门诊查胸部CT平扫：右肺下叶炎症（图16-1）。门诊以"肺部感染"收入院。既往体健，否认糖尿病、肾病、外伤、手术、吸毒病史。吸烟史5年。

[入院查体] 体温39.3℃，心率92次/分，血压92/50 mmHg，呼吸20次/分。神志清楚，浅表淋巴结未触及肿大。全身皮肤黏膜

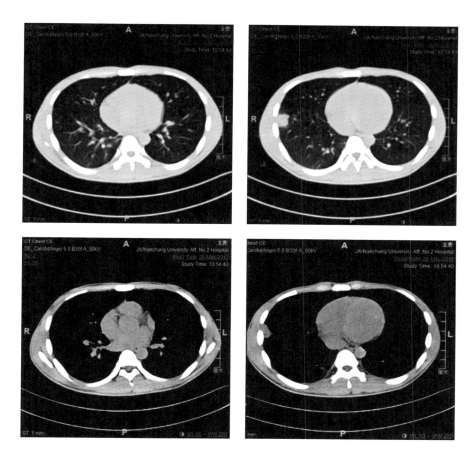

图 16－1　2018-05-26 胸部 CT：右下肺多发结节、片状影

未见明显的出血点及淤斑。双肺呼吸音减弱，双肺未闻及干、湿性
啰音及胸膜摩擦音。心律齐，各瓣膜区未闻及病理性杂音，双下肢
无水肿，腹软，无压痛反跳痛。

[实验室检查]　血常规：红细胞计数 4.15×10^{12}/L，血红蛋白
107 g/L，白细胞计数 14.39×10^{9}/L，中性粒细胞百分比 79.5%，
血小板计数 333×10^{9}/L；降钙素原 1.38 ng/mL；ESR 49 mm/h；C
反应蛋白 182.00 mg/L；多次血培养阴性；结核 T 细胞、GM、隐球
菌荚膜多糖试验阴性。血清肿瘤标志物无异常。肝功能、肾功能、
肌酶谱、心梗三项、BNP、输血四项、便常规、尿常规均正常。凝血

四项 + D-二聚体：纤维蛋白原浓度多次升高（4.71 ~ 6.069 g/L），D-二聚体阳性（1.3 ~ 2.0 μg/mL）。免疫系统相关检查：ANA、ANA 谱 3、ANCA、类风湿因子、抗链球菌溶血素、抗磷脂抗体谱 6（狼疮抗凝物 LA1、LA2、狼疮抗凝物筛查比值、狼疮抗凝物确认比值、狼疮抗凝物标准化比值）、狼疮抗凝物检测均未见异常，抗心磷脂 IgM 抗体（+），ELISA 法复查阴性。血气分析大致正常。

[辅助检查]　心电图：窦性心律，大致正常心电图。胸部增强 CT 及肺动脉 CTA 检查：左上肺动脉尖后段及前段分支未见显影，内为低密度充盈缺损，右下肺动脉各分支（背段除外）、左下肺动脉部分分支及左上肺动脉主干远端管腔内散在多发条片状低密度充盈缺损。右下肺静脉部分分支管腔内见条形充盈缺损，右心房、心室内强化不均匀栓子可疑，双肺肺门及纵隔多发淋巴结肿大（图 16 - 2）。双侧髂、股、腘动静脉彩超：双侧髂、股、腘动脉未见明显异常。心脏彩超：右心室内多个实性团块，考虑黏液瘤可能，二、三尖瓣瓣尖多个点状强回声附着，考虑赘生物可能性大。三尖瓣轻度反流。

进一步脏器声学造影：右心室多个实性团块，考虑赘生物可能性大，三尖瓣轻度反流。

[诊断]　急性肺栓塞；感染性心内膜炎；右心室肿物。

[治疗]　入院后给予替考拉宁 400 mg、每天 1 次 + 乳酸左氧氟沙星 0.4 g、每天 1 次抗感染治疗，低分子肝素钙联合华法林抗凝治疗。联系心血管外科、风湿免疫科和心内科多学科会诊后建议患者控制体温，病情稳定后行外科手术治疗。2018-06-05 转心脏大血管外科于全身麻醉下行"肺动脉血栓切除术 + 心室肿物切除术 + 三尖瓣成形术"，术中发现左上、下肺动脉开口异物阻塞，异物色白，黏稠状，黏附于血管内膜。右下肺动脉开口同样异物阻塞，右心室

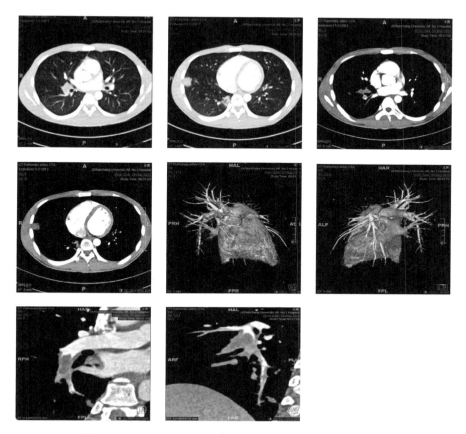

图 16 - 2   2018-05-29 肺动脉 CTA：两肺多发肺栓塞

内大量黏稠状物质黏附于乳头肌及心肌上。右心室肿物术后病理：
肉眼可见 4 cm×3.5 cm×1 cm 灰红、灰黄不规则组织，镜下为大片
变性坏死及血栓组织，局灶区见脉管壁纤维组织增生，玻璃样变，
黏液样变，肉芽组织形成，慢性炎性细胞浸润。术后给予强心、利
尿、抗感染（泰能 1 g、每 8 h 1 次 + 万古霉素 1 g、每 12 h 1 次，1
周后改为哌拉西林他唑巴坦 4.5 g、每 8 h 1 次 + 万古霉素 1 g、每 12
h 1 次）治疗。此后患者回当地医院继续诊治，出院后继续规律服
药（氢氯噻嗪片 25 mg、每天 1 次，螺内酯 20 mg、每天 1 次，华法
林 2.5 mg、每天 1 次）。2018-07-09 复诊，复查肺动脉 CTA：肺栓
塞术后改变，与 2018-06-14 CTA 片比较，原肺动脉栓塞基本吸收，

笔记

右肺下叶梗死及两肺下叶炎症、胸膜炎好转，前纵隔包裹性积液、积气基本吸收；现左肺下叶前内基底段肺动脉新增血栓及周围炎性灶（图16-3）。继续华法林抗凝治疗，密切监测 INR，门诊随访。

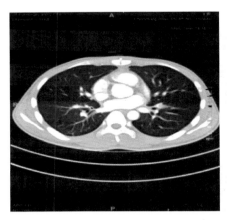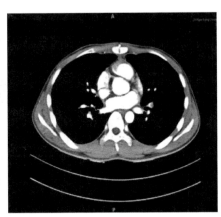

图 16-3 2018 年 7 月 9 日肺动脉 CTA：原肺动脉栓塞基本吸收，左肺下叶前内基底段肺动脉新增血栓

病例分析

1. 病例特点

①年轻男性，既往体检。②急性起病，以发热、咳嗽、胸闷为主要临床表现。③外周血白细胞、CRP、PCT 等炎症指标显著升高，提示急性感染。④肺动脉 CTA：两肺动脉主干及分支多发栓塞；心脏声学造影：右心室多个实性团块及二、三尖瓣瓣尖多个点状强回声附着，考虑赘生物可能性大；双侧髂、股、腘动静脉彩超：未见明显异常改变。⑤抗感染联合抗凝治疗有效。⑥术后病理提示为大片变性坏死及血栓组织。

2. 疾病介绍

肺栓塞是由内源或外源性栓子阻塞肺动脉引起肺循环和右心功能障碍的临床综合征，包括肺血栓栓塞、脂肪栓塞、羊水栓塞、空气栓塞、肿瘤栓塞等。肺血栓栓塞症（pulmonary embolism，PTE）是最常见的急性肺栓塞类型，由来自静脉系统或右心的血栓阻塞肺动脉或其分支所致，以肺循环和呼吸功能障碍为主要病理生理特征和临床表现，占急性肺栓塞的绝大多数，通常所称的急性肺栓塞即PTE。深静脉血栓（deep vein thrombosis，DVT）是引起PTE的主要血栓来源，DVT多发于下肢或骨盆深静脉，脱落后随血流循环进入肺动脉及其分支，PTE常为DVT的并发症。本病例深静脉未探查到血栓，在循因过程中发现右心室内多个团块状阴影（最初怀疑黏液瘤、后经手术证实为血栓赘生物），结合临床有感染表现最终诊断为感染性心内膜炎。

感染性心内膜炎（infective endocantitis，IE）的发生是一个复杂过程，包括受损的心瓣膜内膜上可形成非细菌性血栓性心内膜炎；瓣膜内皮损伤处聚集的血小板形成赘生物；菌血症时血液中的细菌黏附于赘生物并在其中繁殖；病原菌与瓣膜基质分子蛋白及血小板相互作用等。近年来随着我国人口的老龄化，老年退行性心瓣膜病患者增加，人工心脏瓣膜置换术、植入器械术以及各种血管内检查操作的增加，使IE呈显著增长趋势。静脉用药等又导致右心IE患病率增加，主要病因由以年轻人风湿性瓣膜病转为多种原因，最常见细菌类型由链球菌转变为葡萄球菌。美国则以葡萄球菌感染增长率最高。我国从病例报告来看，链球菌和葡萄球菌感染居最前列。

感染性心内膜炎的临床表现复杂多样。感染可造成瓣叶溃疡或穿孔，导致瓣膜关闭不全，还可影响瓣叶的韧性，形成朝向血流方向的瘤样膨出，若瘤壁穿孔则加重反流。感染向邻近组织蔓延，可产生瓣环脓肿，亦可形成各心腔内脓肿及各种形态赘生物，赘生物脱落后形成的栓子，经肺循环或体循环到达肺脏、脑、心脏、肾脏和脾脏等，引起相应器官的缺血或梗死，临床表现与栓子的大小、

笔记

是否含病原体、阻塞的血管口径、器官的侧支循环是否丰富等有关。小的栓子仅在尸检时才能发现。栓塞较大的血管可导致器官缺血或梗死。另外，临床表现差异也很大。最常见的表现是发热，多伴寒战、食欲减退和消瘦等，其次为心脏杂音，其他表现包括血管和免疫学异常，脑、肺或脾栓塞等。IE 的临床表现：①新出现的反流性心脏杂音；②不明来源的栓塞；③不明原因的脓毒症（特别是可导致 IE 的病原体）；④发热（高龄、抗生素治疗后、免疫抑制状态、病原体毒力弱或不典型可无发热）。发热伴以下表现应考虑 IE：①心脏内人工材料（如人工瓣膜、起搏器、置入式除颤器、外科修补片或导管等）；②IE 病史；③瓣膜性或先天性心脏病病史；④其他 IE 易感因素（如免疫抑制状态或静脉药瘾者等）；⑤高危患者近期曾接受导致菌血症的操作；⑥慢性心力衰竭证据；⑦新出现的传导障碍；⑧典型 IE 病原体血培养阳性或慢性 Q 热血清学检验阳性（微生物学表现可早于心脏表现）；⑨血管或免疫学表现：栓塞、Roth 斑、线状出血、Janeway 损害或 Osler 结节；⑩局部或非特异性神经学症状和体征；⑪肺栓塞和（或）浸润证据（右心 IE）；⑫不明原因的外周脓肿（肾、脾、脑或脊柱）。

感染性心内膜炎的诊断：推荐使用改良的 Duke 诊断标准。主要标准：①血培养阳性。A. 2 次独立血培养检测出 IE 典型致病微生物：草绿色链球菌、牛链球菌、HACEK 族、金黄色葡萄球菌、无原发灶的社区获得性肠球菌。B. 持续血培养阳性时检测出 IE 致病微生物：间隔 12 h 以上取样时，至少 2 次血培养阳性；首末次取样时间间隔至少 1 h，至少 4 次独立培养中大多数为阳性或全部 3 次培养均为阳性。C. 单次血培养伯纳特立克次体阳性或逆相 Ⅰ IgG 抗体滴度 >1：800。②心内膜感染证据。A. 心脏超声表现：赘生物、脓肿或新出现的人工瓣膜开裂；B. 新出现的瓣膜反流。次要标准：①易发因素：易于患病的心脏状况、静脉药瘾者。②发热：体温 > 38 ℃。③血管表现：重要动脉栓塞、脓毒性肺梗死、霉菌性动脉瘤、颅内出血、结膜出血或 Janeway 损害。④免疫学表现：肾小球。肾炎、Osler 结节、Roth 斑或类风湿因子阳性。⑤微生物学证据：血培养阳性但不符合主要标准或缺乏 IE 病原体感染的血清学证据。明确诊断需满足下列 3 条中的 1 条：①符合 2 条主要标准；②符合 1 条主要标准和 3 条次要标准；③符合 5 条次要标准。疑似诊断需有下列 2 条中的 1 条：①符合 1 条主要标准和 1 条次要标准；②符合 3 条次要标准。

感染性心内膜炎的治疗：IE 治愈的关键在于清除赘生物中的病原微生物。抗感染治疗基本要求是：①应用杀菌剂；②联合应用 2 种具有协同作用的抗菌药物；③大剂量，需高于一般常用量，使感染部位达到有效浓度；④静脉给药；⑤长疗程，一般为 4 ~ 6 周，人工瓣膜心内膜炎（prosthetic valve endocarditis，PVE）需 6 ~ 8 周或更长，以降低复发率。抗菌药物应根据药代动力学给药，大剂量应用青霉素等药物时，宜分次静脉滴注，避免高剂量给药后可能引起的中枢神经系统毒性反应，如青霉素脑病等。部分患者需外科手术，移除已感染材料或脓肿引流，以清除感染灶。

右心 IE 是特殊类型感染性心内膜炎，占 IE 总数的 5% ~ 10%，主要见于静脉药物滥用者。致病微生物主要为金黄色葡萄球菌，占 60% ~ 90%，其他包括铜绿假单胞菌、革兰阴性杆菌、真菌及肠球菌等。病变主要侵及三尖瓣，也可见于肺动脉瓣，较少累及左心瓣膜。临床表现为持续发热、菌血症及多发性肺菌栓。多继发于肺动脉高压、严重瓣膜反流或狭窄。较易发现三尖瓣病变，经食管超声心动图 TEE 则对肺动脉瓣病变敏感。预后不佳的因素为赘生物 > 20 mm、真菌感染，以及 HIV 者伴严重免疫抑制（CD4 细胞 < 200 个/mL）。

笔记

治疗方面，经验性选择抗生素取决于拟诊的微生物种类、成瘾者使用的药物和溶剂，以及心脏受累部位。符合下列条件时抗菌治疗可缩短至 2 周：甲氧西林敏感的金黄色葡萄球菌、对治疗反应好、无迁移感染或脓肿、无心内及心外并发症、无人工或左心系统瓣膜累及、赘生物 < 20 mm、无严重免疫抑制（CD4 细胞 > 200 个/mL）。右心 IE 一般避免手术，手术适应证包括：①严重三尖瓣反流致右心衰竭，利尿剂效果不佳；②病原菌难以根除（如真菌）或足够抗菌素治疗 7 d 仍存在菌血症；③三尖瓣赘生物 > 20 mm 致反复肺栓塞，无论是否合并右心衰竭。

专家点评

感染性心内膜炎赘生物脱落后形成的栓子，可经肺循环或体循环到达肺脏、脑、心脏、肾脏和脾脏等，引起相应器官的缺血或梗死。并且，此种栓子的成分复杂，可以是血栓也可以是菌栓或者坏死物，导致栓塞部位除缺血、坏死外还可能合并感染或者形成脓肿，加上可累及多个器官，临床现象较复杂。因此，无论是沿着栓塞的主线还是心内膜炎的主线，尽早去除病因是治疗成功的关键。

参考文献

1. HABIB G, HOEN B, TORNOS P, et al. Guidelines on the prevention, diagnosis, and treatment of infective endocarditis（new version 2009）：the task force on the prevention, diagnosis, and treatment of infective endocarditis of the European Society of Cardiology（ESC）. Eur Heart J, 2009, 30（19）：2369 – 2413.

2. GOULD F K, DENNING D W, ELLIOTT T S, et al. Guidelines for the diagnosis and antibiotic treatment of endocarditis in adults：a report of the working party of the british society for antimicrobial chemotherapy. J Antimicrob Chemother, 2012, 67：

269 - 289.

3. 感染性心内膜炎诊断标准评价协作组. 感染性心内膜炎诊断标准的评价(附病理证实 216 例分析). 中华儿科杂志, 2003.41(10): 738 - 742.

4. 刘志勇, 高长青, 李伯君, 等. 60 例感染性心内膜炎的临床诊断与外科治疗. 中国胸心血管外科临床杂志, 2007, 14(3): 181 - 183.

5. 周千星, 吴正贤, 黄芬, 等. 感染性心内膜炎特点分析(附 119 例报告). 临床心血管病杂志, 2007, 23(4): 274 - 276.

6. 王焕玲, 盛瑞媛. 感染性心内膜炎 70 例临床分析. 中华内科杂志, 2004, 43: 33 - 36.

笔记

017
一例凶险的嗜酸性粒细胞增多症

病历摘要

患者，男，21岁，摩托车机修工，因"胸闷、气促4天"入院。

患者及家属诉4天前无明显诱因出现胸闷、气促，活动后胸闷加剧，夜间睡眠尚不能平卧。咳嗽，以干咳为主，咳嗽与体位改变有关，患者自感午后低热，体温未测，感上腹部持续性疼痛，腹痛与进食无关，恶心、呕吐，呕出物为胃内容物，无明显咳痰、咯血、盗汗、心悸、胸痛、尿频、尿急、尿痛及四肢关节肿痛。至当地给予抑酸、护胃治疗无好转，遂至我院。既往体健，无其他疾病史。

[入院查体] 体温36℃，脉搏92次/分，呼吸28次/分，血压

100/57 mmHg。推入病房，急性病容，唇无发绀，颈静脉无怒张。双侧胸廓无畸形，双侧语颤减弱，双下肺叩诊呈浊音，双肺呼吸音减弱，以右下肺为甚，双肺未闻及明显干湿性啰音。心界不大，心率92次/分，律齐。腹平，腹部未见肠型及蠕动波，无明显压痛及反跳痛，肝脾肋下未触及，墨菲氏点无压痛，移动性浊音阳性，双肾区无叩击痛，肠鸣音稍亢进，约10次/分。

[**实验室检查**] 肝功能：谷草转氨酶245.92 U/L，谷丙转氨酶1 034.70 U/L，C反应蛋白44.00 mg/L，D-二聚体定量1 924.00 μg/L，B型脑钠肽526 pg/mL。血常规：白细胞计数13.44 × 10⁹/L，中性粒细胞百分比83.2%，嗜酸性粒细胞百分比0.20%，ESR 66 mm/h。心肌酶：CK 177 IU/L，LDH 254.7 IU/L，CK-MB正常。血气分析：PCO_2 32 mmol/L，BE -3 mmol/L，余无异常。大小便常规、肾功能无明显异常。

[**辅助检查**] 急诊辅助检查：胸部CT（图17-1）及腹部CT检查可见双侧胸腔积液，双下肺膨胀不全，心包、腹腔积液，胰腺饱满。心电图：T波改变，窦性心动过速。

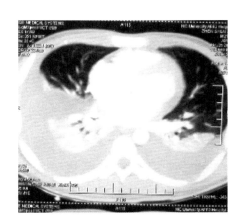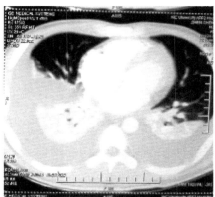

图17-1 胸部CT示双侧胸腔积液并局部肺膨胀不全

[**诊断**] ①多浆膜腔积液原因待查：结核？心功能不全？肺栓

塞？结缔组织病？②肝功能不全。

[治疗]　①一般处理：氧疗，卧床休息，床边心电监护。②营养、支持治疗。③护肝，维持水、电解质平衡。④患者血白细胞计数高，故给予莫西沙星抗感染治疗。3 天后，患者感胸闷加重。再次查体：体温 36.8 ℃，脉搏 116/分，呼吸 31/分，血压 95/60 mmHg。神志清楚，口唇、肢端无发绀。双侧语颤减弱，双下肺叩诊呈浊音，双肺呼吸音减弱，以右下肺为甚，双肺未闻及明显干湿性啰音。心界不大，心率 116 次/分，律齐。腹平，移动性浊音阳性。下肢无水肿。

进一步查肺部 CTA 示双侧胸腔积液，双肺节段性实变伴含气不全，肺动脉 CT 血管成像未见充盈缺损征象；胸腔积液彩超示右侧胸腔中量积液、左侧胸腔少量积液；心脏彩超示左室肥厚，不排除对称性非梗阻性肥厚型心肌病，二尖瓣、三尖瓣微量反流；胸腔积液常规检查：黏蛋白定性试验（+），红细胞计数 $20 \times 10^6/L$，白细胞计数 $80 \times 10^6/L$，中性粒细胞占比 80.00%，淋巴细胞占比 15.00%，LDH、ADA、CEA、染色体正常，BNP 526 pg/mL，CTNI 3.22 ng/mL。乙肝六项、丙肝抗体以及戊肝抗体、ANA、ANA3、抗-dsDNA、风湿四项等无明显异常。进一步予强心、利尿、扩血管护肝治疗，同时注意防止电解质紊乱。

复查血常规：白细胞计数 $10.33 \times 10^9/L$、嗜酸性粒细胞百分比 31.90%，嗜酸性粒细胞绝对值 $3.30 \times 10^9/L$，BNP 727 pg/mL，CTNI 4.23 ng/mL，D-二聚体：1573.00 μg/L；心肌酶：CK 189 IU/L，LDH 371.9 IU/L；心电图无明显变化。胸部 CT（图 17 - 2）示右下肺实变。骨髓穿刺：嗜酸性粒细胞百分比 44.3%。大便常规正常。最后诊断：嗜酸性粒细胞增多症。

给予甲泼尼龙治疗 1 周后，患者发热、胸闷、气促症状明显缓

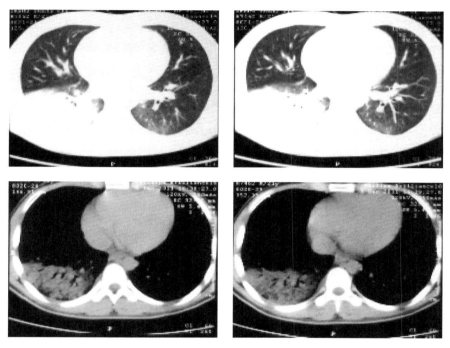

图 17 −2 胸部 CT 提示右下肺实变，双侧胸腔积液基本吸收

解，白细胞计数 $7.2 \times 10^9/L$、嗜酸性粒细胞百分比 13.70%，BNP、CTNI、心肌酶降至正常；肝功能：谷草转氨酶 68.15 U/L；谷丙转氨酶 203.33 U/L，病情好转，转至当地继续治疗。

病例分析

1. 病例特点

①年轻男性，急性起病，以胸闷、呼吸困难为主要症状，进展迅速。②入院查体主要表现为多浆膜腔积液体征。③迅速出现器官功能损害包括心脏、呼吸道、肝脏、血液系统等，主要表现为以心脏受累为主，如 BNP、肌酶进行性升高。④出现进行性外周血嗜酸性粒细胞增多。⑤抗感染等治疗无效，糖皮质激素治疗效果好。

笔记

2. 诊疗思路

（1）呼吸困难的鉴别诊断。本例患者首先表现为呼吸困难，呼吸困难大致可由以下几种原因导致：①肺源性呼吸困难，如 ARDS、COPD、肺炎、肺栓塞、胸腔积液等；②心源性呼吸困难，如急性心肌梗死、心肌炎、心瓣膜病、心力衰竭等；③中毒性呼吸困难，如 CO 中毒、有机磷中毒等；④神经精神性呼吸困难，如贫血、甲状腺功能亢进、酮症酸中毒等；⑤其他原因引起的呼吸困难，如神经系统疾病等。

呼吸困难的鉴别诊断需要医生综合判断，不仅要考虑呼吸系统疾病，更要扩大思路，考虑到肺外疾病。应首先区分急性、慢性和发作性呼吸困难，如急性呼吸困难可见于急性左心衰竭、肺血栓栓塞、急性呼吸窘迫综合征等；慢性呼吸困难可见于慢性阻塞性肺疾病，特别是慢性阻塞性肺疾病急性加重；发作性呼吸困难可见于支气管哮喘发作等；这关系到呼吸困难处理的轻重缓急。其次应区分两类呼吸困难：一类为病因尚未明确的新发呼吸困难；另一类为已有心肺及神经系统等基础疾病的呼吸困难加重。对前一类，鉴别诊断的目标为尽快明确潜在的疾病，而对后一类，鉴别诊断的目标为分清是否为原有疾病的恶化及引起恶化的原因或是否合并新的疾病。

（2）胸腔积液的鉴别诊断。本例患者首先以双侧胸腔积液为主要表现，需要首先鉴别胸腔积液的性质。胸腔积液大体可分为渗出性胸腔积液和漏出性胸腔积液。漏出性胸腔积液的病因包括：①胸膜毛细血管内静水压升高，如充血性心力衰竭、缩窄性心包炎、上腔静脉或奇静脉受阻等；②胸膜毛细血管内胶体渗透压降低，如低蛋白血症、肝硬化、肾病综合征等。渗出性胸腔积液的病因按病理生理改变主要可分为：①胸膜毛细血管壁通透性增加，如肺炎旁胸腔积液、结核性胸膜炎、恶性肿瘤胸膜转移、胸膜间皮瘤、结缔组织疾病等；②壁层胸膜淋巴管引流障碍，如恶性肿瘤淋巴管阻塞、淋巴管引流异常等；③损伤所致：胸导管破裂、食管破裂、主动脉破裂等。

3. 疾病介绍

嗜酸性粒细胞增多症：外周血液中嗜酸性粒细胞的百分比超过正常值（7%）或绝对值超过正常数值（0.5×10⁹/L）即可诊断为嗜酸性粒细胞增多症。分为遗传性（家族性）、继发性（反应性）、原发性（克隆性）和意义未定（特发性）嗜酸性粒细胞增多症这4大类。

（1）遗传性嗜酸性粒细胞增多症。发病机制不明，呈家族聚集，无遗传性免疫缺陷症状或体征，无继发性或原发性嗜酸性粒细胞增多症的证据。

（2）继发性嗜酸性粒细胞增多症。主要可能原因有：①过敏性疾病：如哮喘、异位性皮炎、花粉症等；②皮肤病（非过敏性）：Wells 综合征等；③药物：包括抗生素和抗痉挛剂；④感染性疾病：寄生虫感染和真菌感染等；⑤胃肠道疾病：嗜酸性粒细胞性胃肠炎、肠道炎症性疾病、慢性胰腺炎、乳糜泄等；⑥脉管炎：Churg-Strauss 综合征、结节性多动脉炎等；⑦风湿病：系统性红斑狼疮、Shulman 病、类风湿关节炎等；⑧呼吸道疾病：Löffler 综合征、过敏性支气管肺曲霉菌病等；⑨肿瘤：实体瘤、淋巴瘤和急性淋巴细胞白血病（嗜酸性粒细胞为非克隆性）、系统性肥大细胞增多症（嗜酸性粒细胞为非克隆性）等；⑩其他：慢性移植物抗宿主病、Gleich 病等。

（3）原发性嗜酸性粒细胞增多症。是指嗜酸性粒细胞起源于血液肿瘤克隆。

（4）特发性嗜酸性粒细胞增多症。查不到上述引起嗜酸性粒细胞增多的原发或继发原因。

继发性嗜酸性粒细胞增多症主要是针对原发病的治疗。原发性和特发性嗜酸性粒细胞增多症一般以重要器官受累和功能障碍作为主要治疗指征。由于外周血嗜酸性粒细胞绝对计数不一定与终末器官受损程度成正比，因此，如果没有明确的器官受累和功能障碍，迄今尚无何时及是否需要治疗的共识。嗜酸性粒细胞增多症治疗的目的是降低嗜酸性粒细胞计数和减少嗜酸性粒细胞介导的器官功能受损。当有严重的或致命性的器官受累，特别是心脏和肺，应进行紧急处理。首选静脉输注甲泼尼龙 1 mg/（kg·d）或口服泼尼松 0.5 ~ 1.0 mg/（kg·d）。如果嗜酸性粒细胞极度增多，应同时给予别嘌呤醇。1 ~ 2 周后逐渐缓慢减量，2 ~ 3 个月减量至最少维持剂量。

参考文献

1. 中华医学会血液学分会白血病淋巴瘤学组. 嗜酸粒细胞增多症诊断与治疗中国专家共识(2017 年版). 中华血液学杂志, 2017, 38(7): 561 – 565.

2. VALENT P, GLEICH G J, REITER A, et al. Pathogenesis and classification of eosinophil disorders: are view of recent developments in the field. Expert Rev Hematol, 2012, 5(2): 157 – 176.

笔记

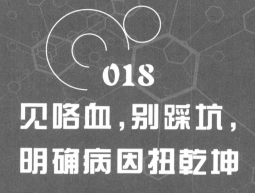

018
见咯血，别踩坑，
明确病因扭乾坤

病历摘要

患者，男，25岁，主因"咳嗽、咳痰、咯血10天，加重伴发热1天"入院。

患者10天前无明显诱因出现咳嗽、咳痰，咳少量白痰，伴有痰中带血，无发热、胸痛、盗汗等不适，于当地医院就诊，查胸部CT提示右下肺感染性病灶，先后给予莫西沙星、酚磺乙胺、氨甲苯酸、糜蛋白酶等药物抗感染、止血等治疗，患者咳嗽、咯血症状较前减轻。1天前突然出现发热，咳嗽加重，伴有胸闷、头痛，睡觉中憋醒，最高体温39.5℃，今为求进一步诊治于2018年4月5日收入我科，患者自患病来，睡眠、饮食及小便尚可，大便每天1~2次。患者既往身体健康。否认高血压、糖尿病病史以及其他系

笔记

统疾病史。否认吸烟史，否认家族性、遗传性疾病史。患者为务工人员，发病前 1 周曾吃海鲜烧烤 1 次。

[入院查体] 体温 37 ℃，双肺呼吸音粗，两肺未闻及干湿性啰音，心律齐，心音中等，各瓣膜未闻及病理性杂音。腹软，无包块，无压痛及反跳痛，肝脾无肿大。四肢肌力及肌张力正常，神经系统未见异常。

[实验室检查] 血常规：白细胞计数 6.50×10^9/L，红细胞计数 4.70×10^{12}/L，血红蛋白 143 g/L，血小板计数 190×10^9/L，嗜酸性粒细胞百分比 23.41%，嗜酸性粒细胞绝对值 1.52×10^9/L，红细胞沉降率 24 mm/h，血清 C 反应蛋白 19.800 mg/L，降钙素原 <0.25 ng/mL。肝功能 Ⅰ（11 项）：白蛋白 39.40 g/L，碱性磷酸酶 140.38 U/L。肾功能 Ⅰ、尿常规、血脂九项、电解质 Ⅱ、糖化血红蛋白测定、肿瘤三项（AFP + CEA + CA199）、PSA、游离甲状腺激素（FT_3、FT4、促甲状腺素）、乙肝六项、肌酶谱、便常规 + 潜血（OB）均正常；痰一般细菌涂片、结核菌涂片检查、真菌涂片检查均阴性；D-二聚体 1.70 μg/mL。骨髓涂片细胞学检查：①骨髓增生明显活跃，粒：红 = 2.02：1。②粒系增生明显活跃，占 57.5%，可见成熟阶段细胞胞浆颗粒增多、增粗。嗜酸性粒细胞增多，占 22.5%。③红系增生明显活跃，占 28.5%，以中、晚幼红细胞为主，形态未见明显异常；成熟红细胞大小稍不等。④骨髓涂片见少量幼淋样细胞，占 2%，单核系细胞未见明显异常。肝、胆、胰、脾、双肾彩超：肝、胆、胰、脾、双肾未见明显异常。

[辅助检查] 2018 年 4 月 6 日胸部 CT 平扫：右肺下叶感染性病变，建议治疗后复查（图 18 - 1）；纵隔散在稍大淋巴结；右侧胸膜增厚。颅脑 MRI 平扫 + 增强扫描：左侧小脑半球、右侧侧脑室旁静脉血管畸形；左侧上颌窦炎。

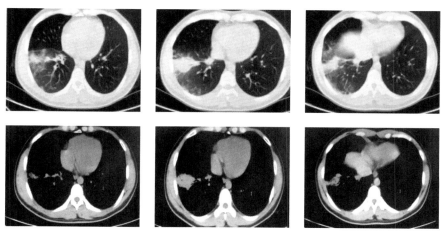

图 18 - 1　胸部 CT：右下肺大片实变影，考虑感染性病灶

电子支气管镜检查：内镜下未见明显异常。经气管镜肺泡灌洗液检查：纤毛上皮细胞 20%，组织细胞 <1%，淋巴细胞 4%，中性粒细胞 <1%，嗜酸性粒细胞 75%。结论：未见恶性细胞，大量嗜酸性粒细胞（图 18 - 2）。江西省寄生虫病防治研究：曼氏裂头蚴抗体 IgG 阳性。

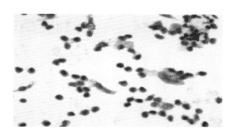

图 18 - 2　肺泡灌洗液：未见恶性细胞，大量嗜酸性粒细胞

[诊断]　曼氏裂头蚴病，肺嗜酸性粒细胞增多症。

[治疗]　入院后予左氧氟沙星抗感染、痰热清化痰、退热治疗，诊断明确后停用左氧氟沙星、痰热清，于 2018-04-15 予吡喹酮片 0.8 g、每天 3 次、连续 3 天，甲强龙 40 mg、静脉滴注、每天 1 次。2018-04-18 复查胸部 CT 平扫：肺下叶实变影较前有明显吸收缩小（图 18 - 3）。

163

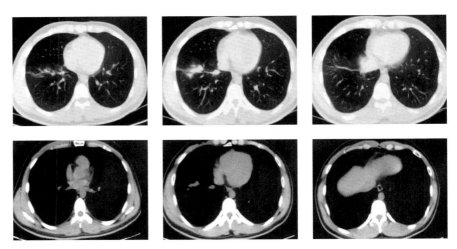

图 18 −3　经激素治疗 3 天后复查右肺病灶较前明显吸收

病例分析

1. 病例特点

①青年男性，既往体健，无呼吸系统疾病病史。②发病前 1 周有食用海鲜烧烤史。③以咳嗽、咳痰、咯血、发热为主要表现；④查体两肺未闻及干湿性啰音；⑤实验室检查显示白细胞总数及中性粒细胞比值正常，嗜酸性粒细胞比例及绝对值高，降钙素原正常。⑥胸部 CT 提示右下肺大片实变影，纵隔散在稍大淋巴结；右侧胸膜增厚。⑦抗生素治疗无效。⑧骨髓穿刺细胞学提示嗜酸性粒细胞增多。BALF 见大量嗜酸性粒细胞。寄生虫检查：曼氏裂头蚴抗体 IgG 阳性。

2. 诊断思路

该患者以发热、呼吸道症状、肺部实变影、嗜酸性粒细胞增多为主要特点，首先要鉴别嗜酸性粒细胞增多的原因。

（1）嗜酸性粒细胞增多症：分为遗传性、继发性、克隆性和特发性四大类。该病例考虑为继发性嗜酸性粒细胞增多症，主要可能原因有：①过敏性疾病，如哮喘、异位性皮炎、花粉症等；②皮肤病（非过敏性），如 Wells 综合征等；③药物，包括抗生素和抗痉挛剂；④感染性疾病，如寄生虫感染和真菌感染等；⑤胃肠道疾病，如嗜酸性粒细胞性胃肠炎、肠道炎症性疾病、慢性胰腺炎、乳糜泄等；⑥脉管炎，如 Churg-Strauss 综合征、结节性多动脉炎等；⑦风湿病，如系统性红斑狼疮、Shulman 病、类风湿关节炎等；⑧呼吸道疾病，如 Lǒeffler 综合征、过敏性支气管肺曲霉菌病等；⑨肿瘤，如实体瘤、淋巴瘤和急性淋巴细胞白血病（嗜酸性粒细胞为非克隆性）、系统性肥大细胞增多症（嗜酸性粒细胞为非克隆性）等；⑩其他，如慢性移植物抗宿主病、Gleich 病等。

（2）发热伴肺部阴影：首先要鉴别病变是感染性还是非感染性。感染性病变：①细菌性肺炎；②病毒性肺炎；③真菌感染；④非典型病原体感染；⑤肺结核；⑥寄生虫感染。该患者除肺部感染的症状和影像学改变外，突出特点就是嗜酸性粒细胞升高，同时有吃烧烤史，应首先考虑寄生虫感染的可能。非感染性病变：发热伴肺部阴影常见的非感染性疾病包括肺癌、血液系统疾病、结缔组织疾病、间质性肺疾病、血管炎、过敏性肺炎、放射性肺炎、肺水肿及肺栓塞等。

3. 疾病介绍

裂头蚴病（sparganosis）是由于曼氏迭宫绦虫（Spirometra mansoni）和其他裂头绦虫的中绦期——裂头蚴（Sparganum）寄生于人和动物体内所致的一种人兽共患寄生虫病。

宿主：曼氏迭宫绦虫的生活史需要 3 个宿主。终宿主主要是猫和犬，此外还有虎、豹、狐和豹猫等食肉动物。人可成为它的第二中间宿主、转续宿主或终宿主。裂头蚴或原尾蚴经皮肤或黏膜侵

笔记

入，误食裂头蚴或原尾蚴是人感染裂头蚴最重要的途径。

裂头蚴对人和动物的危害程度主要取决于寄生部位。裂头蚴可寄生于人体的眼、四肢躯体皮下、口腔颌面部、内脏、脑和睾丸等部位。在这些部位可形成嗜酸性肉芽肿囊包，使局部肿胀，甚至发生脓肿。囊包直径 1～6 cm，具囊腔，腔内盘曲的裂头蚴可有 1～10 条。动物严重感染曼氏裂头蚴时，在寄生部位可见发炎、水肿、化脓、坏死和中毒反应等。

临床表现：其临床症状和对患者的危害程度取决于裂头蚴移行经过和寄生的部位。①眼裂头蚴病：眼裂头蚴病较常见，多为单侧，表现为结膜充血、眼睑红肿下垂、流泪、畏光、微痛、奇痒、异物感或虫爬感。在红肿的眼睑和结膜下，可有游动性、硬度不等的肿块或条索状物，偶有破溃，虫体可自行逸出而自愈。若裂头蚴进入眼球内，可发生眼球突出、眼球运动障碍，严重者可出现角膜溃疡、葡萄膜炎、虹膜睫状体炎、玻璃体混浊、白内障，甚至失明。②皮下裂头蚴病：皮下裂头蚴病常累及四肢及躯干表浅部位，如胸壁、腹壁、外生殖器、乳房及四肢皮下，表现为游走性，柱形、圆形或条索状皮下结节，大小不一，直径为 0.5～5 cm，局部可有瘙痒和虫爬感等，若有炎症时可出现间歇性或持续性疼痛或触痛。③中枢神经系统裂头蚴病：患者常有阵发性头痛，严重时昏迷或伴喷射状呕吐、视物模糊、肢体麻木抽搐、间歇性口角抽搐，甚至瘫痪。④口腔颌面部裂头蚴病：常在口腔黏膜或颊部皮下出现硬结，直径 0.5～3 cm，患处红肿、发痒或有虫爬感，并多有裂头蚴逸出。⑤内脏裂头蚴病：如裂头蚴侵入肺部，会出现咳嗽、咳痰、咳血、发热等肺部感染症状，影像可以表现为肺实变、肺部结节、肿块等改变；如果裂头蚴侵入腹膜，可寄生在肠系膜和肾脏周围引起腹腔包块、腹膜炎，甚至肠穿孔，腹腔内的裂头蚴也能穿过横膈进入胸腔侵入肺。也能寄生于脑，可引起严重后果。

诊断：①生食史，患者有用生蛙肉贴敷治病或生食蛙肉、蛇肉的病史。②典型症状：裂头蚴寄生于人体较常见的部位是眼部、四肢躯体皮下、口腔颌面部和内脏，在这些部位可形成嗜酸性肉芽肿，导致局部肿胀，甚至脓肿。囊包直径一般为 1～6 cm，具有囊腔。③辅助检查：对成虫感染，可通过粪便检查虫卵；对局部的包块和结节进行活组织检查；内脏和脑裂头蚴病要结合免疫学检测、CT、X 线、MRI 等检查结果综合分析。

治疗：裂头蚴病的治疗依虫体多少和寄生部位而定，最主要的手段是外科手术。对于内脏及不适宜手术的裂头蚴病，可口服驱虫药治疗，吡喹酮以每天 60～75 mg/kg 顿服，连服 2～4 天。

预防：曼氏裂头蚴病主要经皮肤或经口感染，故做好卫生宣传教育工作有重要意义。不用蛙或蛇的皮、肉敷贴皮肤伤口；改变不良的饮食习惯，不生食或食用未熟的蛙、蛇、鸟、猪及其他动物肉类以防止感染。

参考文献

1. 陈兴保. 现代寄生虫病学. 北京：人民军医出版社，2002：715－721.

2. MENTZ M B, PROCIANOY F, MAESTRI M K, et al. Human ocular sparganosis in southern Brazil. Rev Inst Med Trop Sao Paulo, 2011, 53(1)：51－53.

笔记

019
两肺弥漫性间质性改变的
肺结核，你会误诊吗？

病历摘要

患者，男，67岁，主因"咳嗽、咳痰2月余"。

患者自诉2个月（2018-05）前无明显诱因出现咳嗽，咳白色黏液痰，无咯血，快步行走后出现胸闷、气促，无畏寒、发热、胸痛、咽痛、咽痒、恶心、呕吐、腹痛、腹泻、尿急、尿痛。患者于2017年7月11日至16日曾于当地医院就诊，诊断为"肺炎"，给予抗感染（哌拉西林他唑巴坦）、化痰（氨溴索注射液）等治疗，未见明显好转，复查胸部CT示与前片对比大致相仿。今患者为明确诊断，遂来我院就诊，门诊以"肺部阴影"收入院。患者自起病以来，精神、食欲可，大小便正常。既往体健，否认慢性支气管炎、糖尿病、高血压等病史，否认结核病史及结核患者接触史。

有长期吸烟史。

[**入院查体**]   体温 37.2 ℃，脉搏 93 次/分，呼吸 20 次/分，血压 125/94 mmHg。查体：神志清楚，体型消瘦，查体合作，口唇无发绀，双肺呼吸粗，未闻及明显干湿性啰音，心率 93 次/分，律齐，心音稍低钝，未闻及杂音，腹平软，全腹无压痛、反跳痛。

[**实验室检查**]   血常规：白细胞计数 6.76×10^9/L，红细胞计数 5.05×10^{12}/L，血红蛋白 141 g/L，血小板计数 204×10^9/L，中性粒细胞百分比 67.1%；ESR 34 mm/h；多次痰结核分枝杆菌涂片检查：未找到抗酸杆菌；痰细菌培养及真菌培养（-）；血清 GM 试验、隐球菌荚膜多糖试验（-）；结核感染 T 细胞（+）；生化指标：肝肾功能、血脂、电解质、肌酶谱未见异常；葡萄糖耐量试验：空腹血糖 5.8 mmol/L，60 分钟血糖 12.51 mmol/L，120 分钟血糖 3.74 mmol/L。

肿瘤标志物：糖类抗原测定（CA125）57.00 U/mL，余正常；免疫学指标：$CD4^+$ 45.12%，$CD8^+$ 13.58%，TH/S 2.28；ANA 谱、ANA 谱 3、免疫功能六项、总 IgE 测定（免疫球蛋白）、输血四项、乙肝六项等阴性。凝血四项 + D-二聚体、B 型脑钠肽均未见明显异常；血气分析：大致正常。

[**辅助检查**]   心电图检查：正常心电图；心脏彩超：心包少中量积液，二、三尖瓣瓣膜微量反流。肺功能：肺活量正常，最大通气量轻度减低，1 秒量轻度减低，1 秒率值轻度偏低，流速 - 容量曲线 PEF 正常，余峰值均降低；使用支气管舒张剂后，1 秒量绝对值增加 30 mL，通气改善率为 1.3%。胸部 CT 增强扫描提示双肺弥漫性病变，两肺门及纵隔多发淋巴结增大及肿大并坏死，心包积液（图 19 - 1）。

电子支气管镜检查：①气管及左主支气管小结节沿软骨环分

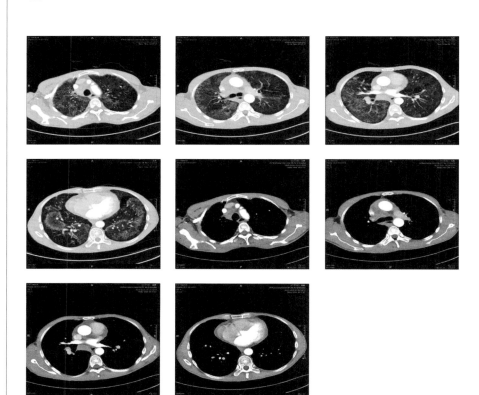

图 19 − 1　2018-07-21 胸部增强 CT 示双肺弥漫性病变，
两肺门及纵隔多发增大及肿大并坏死

布，结节质地较硬；②双侧主支气管及分支黏膜充血。BALF 相关
检查：细胞学未见肿瘤细胞，GM、肺孢子菌、结核分枝杆菌涂片、
细菌培养均阴性，结核分枝杆菌鉴定基因（5 位点）：未检出。
2018 年 7 月 24 日行 CT 引导下肺穿刺活检术（图 19 − 2）。2018-07-
27 病理回报：（右下肺背段）肉芽肿性炎，考虑结核。特殊染色：
抗酸染色（ − ）、PAS（ − ）、PASM（ − ）。

[诊断]　①肺结核（组织学证实）；②纵隔淋巴结结核；③结
核性心包积液。

[治疗]　入院后积极完善各项检查，病理确诊后即开始抗结
核治疗（异烟肼片 0.3 g、每天 1 次，利福平胶囊 0.45 g、每天
1 次，吡嗪酰胺片 0.5 g、每天 3 次，盐酸乙胺丁醇片 0.75 g、每天

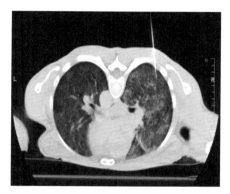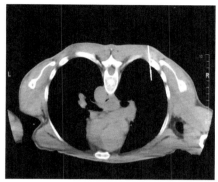

图 19 – 2　2018-07-24 右下肺 CT 引导下肺穿刺活检

1 次)，辅以泼尼松片 30 mg、每天 1 次抗炎，减少纤维性渗出，泮托拉唑钠肠溶片抑制胃酸分泌，碳酸钙 1 片、每天 1 次、补钙预防骨质疏松。服药 3 天观察患者无任何药物不良反应发生，予以带药出院，转当地医院继续抗结核治疗。此后，随访患者咳嗽、胸闷等症状显著改善，复查胸部 CT 示两肺弥漫性病变明显吸收，纵隔淋巴结缩小，心包积液消失（图 19 – 3）。

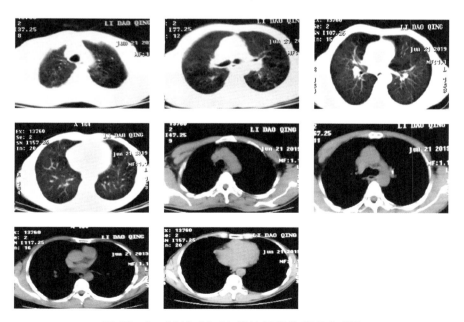

图 19 – 3　2019-06-21 当地医院胸部复查 CT

笔记

1. 病例特点

①老年男性，慢性病程，隐匿起病；②以咳嗽、咳痰、胸闷、气短等呼吸道症状为主要表现；③常规抗感染治疗无效；④胸部CT表现为两肺弥漫性病变（可见典型反晕轮征、烟花征）；⑤可疑肺外结核的证据：心包、纵隔淋巴结、腹膜等结核；⑥肺穿刺组织病理证实肉芽肿性炎；⑦痰、BALF、血病原学及组织细胞病理学检查等不支持非特异性的感染和恶性疾病；⑧抗结核治疗后患者临床症状及影像学表现有所改善。

2. 诊疗思路

该病例是以肺间质改变为主的肺结核，影像改变是以磨玻璃影、细网状影、微结节和反晕轮征改变为主，比较少见。应与以下疾病鉴别。①结节病：原因不明的多系统多器官的肉芽肿性疾病，病变最常见于肺和胸内淋巴结，以非干酪样坏死性肉芽肿病变为特征。典型的结节病是以肺门对称性淋巴结肿大为特征，结节沿淋巴道分布，但也有表现不典型者，可以间质分布、随机分布，也可出现星系征、烟花征，和以间质改变的肺结核很难区分，一般可以根据症状、影像、微生物检查和病理加以区分，痰涂片或培养结核分枝杆菌阳性可以明确诊断。②外源性过敏性肺泡炎：外源性过敏性肺泡炎也称过敏性肺泡炎，是一种少见病，是人体吸入具有抗原物质的有机粉尘所致的肺泡壁过敏性炎症。CT可表现为小结节影及磨玻璃样密度影，需要和以间质改变为主的肺结核鉴别。一般EAA反晕轮征和星系征少见，有反复过敏原暴露史，微生物和病理检查可加以鉴别。③隐源性机化性肺炎：大多数亚急性起病，病程多在

2~6个月，最常见的临床症状为程度不同的干咳和呼吸困难，影像表现为多发性斑片影，可以出现反晕征，此时要与以间质改变为主的肺结核相鉴别。肺结核的反晕征和COP有所不同，结核的环主要由小叶核心结节组成，边缘有结节感，一般COP反晕征环岛边缘光滑，环壁结节少见，环岛内少结节。病原学和病理检查可鉴别。

肺结核是慢性肉芽肿性感染性疾病，其特征为干酪样坏死、纤维化及钙化。90%的肺结核沿支气管途径播散，胸部CT表现取决于患者的细胞免疫功能状态，结核发生、发展的免疫学基础是结核分枝杆菌引起的细胞免疫及Ⅳ型超敏反应，二者导致的组织破坏及细菌抵抗同时存在于整个病程。在肺结核的病理发展过程中，早期以渗出改变为主，表现为肺泡腔内蛋白纤维素性渗出，胸部CT示斑片状及磨玻璃样改变。随后当组织学上发生变质和增生反应，气道内结核结节的形成及干酪样物质，可表现为"树芽征"。另一方面，机体免疫力使体内非特异性炎症的自我修复、机化，肺结核的反复发作可使细胞外基质过度沉积，形成纤维化，胸部CT可表现为细支气管扩张、牵拉变形，甚至蜂窝状改变。

以间质改变为主的肺结核是继发性肺结核的一种特殊类型，此类结核好发于中青年患者，以两肺上叶为主，出现多发间质性改变，不同于以往的以渗出、增殖为主的肺结核。主要有网结节改变、磨玻璃改变和反晕征，即一般周围实性环形高密度影，中央丛密度低；一般环超过圆的3/4，结核的环主要由小叶核心结节组成，类似于多发"树芽征"聚集，边缘结节感。中央的晕：可以是腺泡结节，"树芽征"，细网状，GGO，很少正常，主要成分是小叶内间质增厚、小叶核心结节、肺泡内病变。和COP反晕征不同，一般COP反晕征环岛边缘光滑，环壁结节少见，环岛内少结节。当未出

笔记

现空洞时，痰涂片（培养）常为阴性，临床医生经常将其误诊为普通感染性疾病，待抗感染治疗效果不明显时才会考虑到肺结核的可能。

肺结核易与结节病、EAA、BOOP 及结缔组织病肺受累等相混淆，当肺结核表现为双肺弥漫性改变时，仅依据病史及影像学表现不易将其与 ILD 鉴别，容易误诊。尤其是伴有发热及肝、脾和淋巴结肿大时，应警惕肺结核，在明确病变性质之前应慎用糖皮质激素治疗。以间质为主的肺结核的治疗和肺结核相同，一般疗效较好。

参考文献

1. 施举红，冯瑞娥，田欣伦，等. 误诊为间质性肺疾病的肺结核 12 例临床分析. 中华结核和呼吸杂志，2009，32(12)：893 - 896.

2. 李铁一. 肺结核的影像诊断. 中华放射学杂志，2000，9(10)：581 - 587.

3. TOZKOPARAN E，DENIZ O，CIFTCI F，et al. The role of HRCT and clinical parameters in assessing activity of suspected smear negative pulmonary tuberculosis. Arch Med Res，2005，36(2)：166 - 170.

笔记

020
两肺弥漫性空洞性病变，真菌？
结核？可别忘了奴卡菌

📋 病历摘要

患者，男，35岁，亚急性起病，因"咳嗽1月余"入院。

患者1个月前无明显诱因出现咳嗽，无咳痰、咯血及发热，无胸闷、胸痛等不适，于7月15日至赣州市某医院就诊，入院血常规：白细胞计数24.48×10^9/L，中性粒细胞百分比92.5%，血红蛋白83 g/L；血清白蛋白24.92 g/L；大小便常规、肌钙蛋白、肾功能、血液细菌涂片、真菌葡聚糖、GM试验未见明显异常。肺部CT（图20-1）：双肺多发斑片、结节影，部分小空洞形成，考虑肺部感染。给予伏立康唑治疗14天后复查胸部CT（图20-2）：两肺斑片结节影较前增大，考虑真菌感染可能性大，新增双侧胸腔积液。现患者为进一步诊治，转入我科治疗。患者自发病以来，大小便正

笔记

常，饮食、睡眠尚可，体重无下降。既往有膜性肾病 5 个月，服用甲泼尼龙片 20 mg 联合环孢素 50 mg，每天 2 次治疗；有高血压病、2 型糖尿病、视网膜脱落病史各 1 个月。

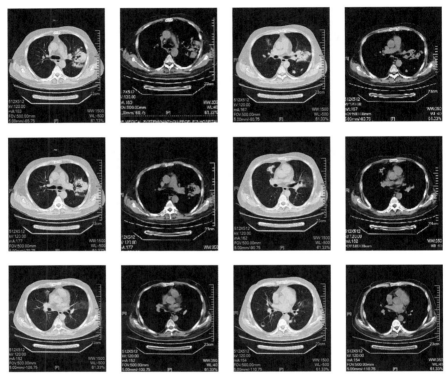

图 20 – 1   2018-07-15 胸部 CT

[入院查体]   体温 36.9 ℃，脉搏 80 次/分，呼吸 20 次/分，血压 122/88 mmHg。神志清楚，贫血貌，浅表淋巴结未触及肿大，左肺呼吸音较对侧减弱，双肺未闻及干湿性啰音，心律齐，无杂音，腹软，无压痛及反跳痛，肝脾肋下未触及，双下肢无水肿。

[实验室检查]   血常规：白细胞计数 13.02×10^9/L，血红蛋白 76 g/L，中性粒细胞百分比 88.5%；C 反应蛋白 12.3 mg/L；电解质：钾 3.30 mmol/L，D-二聚体 2.20 μg/mL；肝功能：白蛋白 24.46 g/L；ESR 43 mm/h；尿液分析：蛋白质（＋＋），隐血（±），

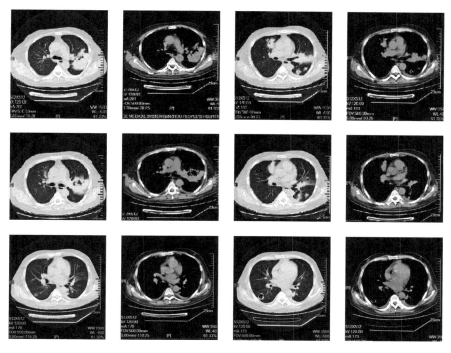

图 20 – 2　2018-07-30 胸部 CT

葡萄糖（＋＋＋＋）。TBNK 细胞检测：CD19⁺ 34.43%，CD16⁺ 562.08%。肾功能、降钙素原、肿瘤三项（AFP、CEA、CA199）、输血四项、G 试验、乙肝六项、GM 试验、隐球菌荚膜多糖试验未见明显异常。

[初步诊断]　胸部感染。

[治疗]　入院后予以莫西沙星、头孢哌酮舒巴坦钠联合伏立康唑抗感染，氨溴索化痰及止咳对症治疗，并继续口服甲泼尼龙改善肾病病情、补充人血白蛋白等治疗；2018 年 8 月 3 日在局部麻醉下行左侧经皮穿刺肺活检术，将组织送检后报告：镜检肺组织 2 条，肺泡上皮轻度增生，局灶肺泡间隔增宽，大量中性粒细胞浸润。特殊染色：抗酸染色（－）、PASM（－）、PAS（－）、网状纤维染色（＋）（图 20 – 3）。

笔记

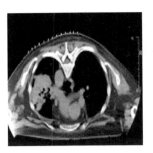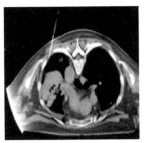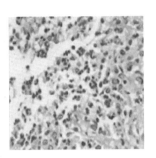

图 20 - 3　经皮肺穿刺（病理提示化脓性炎症）

　　根据患者穿刺病理结果分析，患者肺部病灶考虑为肺部化脓性病变，并未证实真菌或结核感染。患者已接受 3 周抗真菌治疗，咳嗽症状无明显缓解，复查血常规：白细胞计数 $10.39 \times 10^9/L$，血红蛋白 79 g/L，中性粒细胞百分比 84.4% ；C 反应蛋白 16.88 mg/L，较入院初指标有好转，再次复查胸部 CT，实变病灶较前有所进展，但个别结节病灶有吸收（图 20 - 4）。

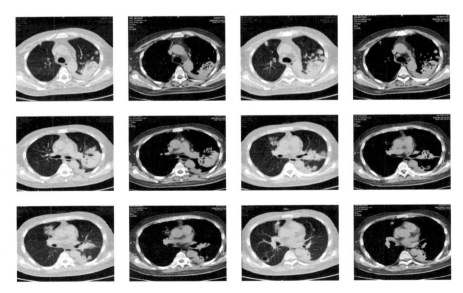

图 20 - 4　2018-08-07 胸部 CT

　　反复劝说下，患者于 2018-08-09 接受了局部麻醉下行电子支气管镜检查。镜下双侧各级支气管内大量黄色黏稠脓性分泌物附着管壁，选取左下叶基底段及左上叶后段支气管分别行肺泡灌洗及刷片（图 20 - 5）。

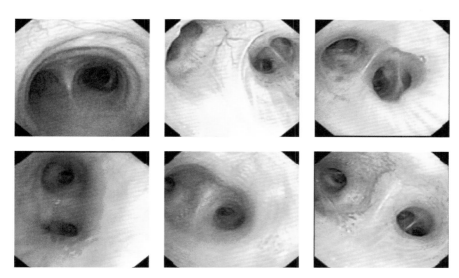

图 20 - 5　支气管镜检查

检验科细菌室回报：支气管肺泡灌洗液涂片检查见 G + 分枝杆菌，进一步培养鉴定为皮疽奴卡菌（图 20 - 6）。根据病原学结果调整抗生素治疗方案，给予复方磺胺甲基异噁唑片、每次 2 片、每天 2 次治疗，10 天后复查肺部 CT，见患者肺部病灶范围较前缩小（图 20 - 7）。

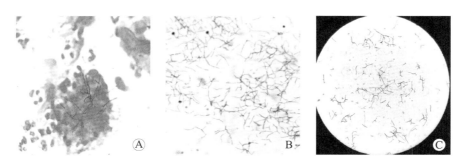

A：HE 染色；B：抗酸染色；C：弱抗酸染色。

图 20 - 6　肺泡灌洗液检查

笔记

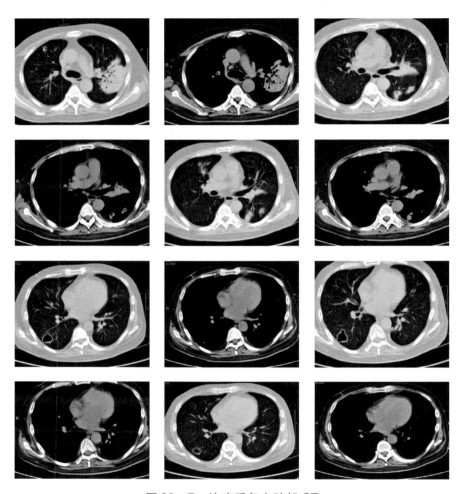

图 20 – 7　治疗后复查肺部 CT

[最终诊断]　奴卡菌肺炎。

病例分析

1. 病例特点

①中年男性，亚急性起病；既往有膜性肾病 5 个月，服用甲泼尼龙片 20 mg 联合环孢素 50 mg，每天 2 次治疗；有高血压病、2 型糖尿病、视网膜脱落病史。②以咳嗽 1 个月为主要症状；患者于当

笔记

地医院就诊，胸部 CT 示双肺多发斑片、结节影，部分小空洞形成，考虑肺部感染，结合患者有服用激素病史，真菌感染可能性大，当地给予伏立康唑抗真菌治疗半个月后复查，CT 示两肺斑片结节影及空洞较前增大；双侧胸腔积液；患者转诊至我院。③入院实验室检查示 C 反应蛋白轻度升高；ESR 43 mm/h；血常规示白细胞计数 13.02×10^9/L，血红蛋白 76 g/L，中性粒细胞百分比 88.5%。PCT、G 试验、GM 试验均阴性；白蛋白 24 g/L；余生化等检查均未见明显异常。④我院予以莫西沙星、头孢哌酮舒巴坦钠联合伏立康唑抗感染，并尽快完善了经皮穿刺肺活检术，考虑为肺部化脓性病变。患者接受 3 周抗真菌治疗后咳嗽症状无明显缓解，复查胸部 CT 示病灶有所进展；为明确病原体，给予患者电子支气管镜检查，镜下见双侧各级支气管内大量黄色黏稠脓性分泌物附着管壁，选取左下叶基底段及左上叶后段支气管分别行肺泡灌洗及刷片，支气管肺泡灌洗液涂片见 G + 分枝杆菌，进一步培养鉴定为皮疽奴卡菌。根据病原学结果调整抗生素治疗方案，给予复方磺胺甲基异噁唑片治疗，10 天后复查肺部 CT，见患者肺部病灶范围较前缩小，患者症状亦明显缓解，患者出院后继续口服磺胺甲基异噁唑片。

2. 诊疗思路

奴卡菌病是由奴卡菌引起的一种急性、亚急性或慢性感染性疾病，肺为最常见的感染部位，占 70%～80%，临床表现无特异性，应与以下疾病相鉴别。

1）肺结核：慢性发病患者有咳嗽、咯血、潮热、乏力、盗汗、体重减轻、食欲减退、红细胞沉降率增快等特点，影像学检查示肺部结节、空洞，易被误诊为肺结核，但肺结核病理为干酪样坏死，奴卡菌病为化脓性炎症；肺奴卡菌病"树芽征"少见，其与肺结核的主要区别在于结核分枝杆菌抗酸性强，不易脱色，用弱抗酸染色

笔记

法可区分奴卡菌属与分枝杆菌属。

2）细菌性肺炎：肺奴卡菌病急性起病者有发热、咳脓性或黏液痰，胸痛，呼吸困难，中性粒细胞升高，C反应蛋白升高，胸部CT示局限或弥漫肺部浸润影、肺实变、伴或不伴空洞等，尤其要和金黄色葡萄球菌肺炎相鉴别。金黄色葡萄球菌肺炎一般起病急，中毒症状重，白细胞计数更高，肺部为浸润性改变，多呈双侧广泛分布，多发小脓肿空洞多见，抗菌药物疗效好。肺奴卡菌病抗酸染色弱阳性。

3）肺真菌病：临床表现及胸部影像征象和肺真菌病相似，尤其应与放线菌病及曲霉病相鉴别，前者可查到硫磺样颗粒，后者为肺部最常见的真菌病，典型病例早期主要表现为结节或肿块，周边可见晕征，空洞形成时，可见"新月征"。但肺曲霉病、肺隐球菌病、肺念珠菌病等真菌病也可以表现为炎性病变，影像表现缺乏特征性。肺真菌病确诊依赖于组织病理学或病原学检查找到致病菌，而肺奴卡菌病的组织活检表现为脓肿或炎症，确诊依靠病原学培养。

4）肺癌：肺奴卡菌病患者表现咳嗽、咯血、食欲减退、体重减轻等，肺部影像可见肿块影、纵隔淋巴结肿大等，应与肺癌鉴别，组织病理学可明确诊断。

3. 疾病介绍

奴卡菌病是由奴卡菌属引起的局限性或播散性、恶急性或慢性化脓性疾病；分布世界各地，动物亦可被感染。

病原和流行病学：本病可由星形奴卡菌、巴西奴卡菌或豚鼠奴卡菌引起，病菌为需氧菌，存在于土壤。带菌的灰尘、土壤或食物通过呼吸道、皮肤或消化道进入人体，然后局限于某一器官或组织，或经血循环散播至脑、肾或其他器官。本病的发生和传播途径

笔记

与机体的抵抗力有密切关系。奴卡菌非人体定植菌，肺为最常见的感染部位，占 70%～80%；对人类具有致病作用的主要是星形奴卡菌、巴西奴卡菌及豚鼠奴卡菌。其中，星形奴卡菌致病力最强，且最为常见。奴卡菌病好发于免疫功能缺陷患者，但文献报告免疫功能正常的奴卡菌病患者的比例并不低。本例患者患有膜性肾病、糖尿病等基础疾病，长期用激素和免疫抑制剂。

临床表现：肺奴卡菌病患者多有发热、咳脓性或黏液痰，胸痛，呼吸困难，中性粒细胞升高，血清白蛋白下降，C 反应蛋白、乳酸脱氢酶升高；部分可以通过血液播散，常引起转移性病灶，转移到脑部引起相应的神经系统症状，转移到皮下引起单发或多发脓肿等。

影像学表现：肺奴卡菌病的影像学表现形式多种多样，可累及单个或多个肺，缺乏特异性。常见的特征：多发小叶中心性结节、实变（可形成空洞型实变）、胸膜增厚。其他影像学改变包括团块影、胸腔积液、淋巴结肿大等。与免疫功能正常的宿主相比，免疫功能抑制宿主的肺奴卡菌病更易发生肺内空洞。

诊断：奴卡菌病的临床表现、影像学改变均无特征性，容易被误诊为普通细菌性肺炎和肺脓肿、侵袭性肺真菌病、结核或非结核分枝杆菌感染等。主要依靠实验室培养及分离鉴定，组织病理阳性率低，典型改变为化脓性肉芽肿，嗜银染色、PAS 染色阳性，弱酸染色阳性。无论免疫功能状态如何，若胸部影像学出现单个或多发结节，伴有空洞或胸腔积液，需考虑奴卡菌病的可能，并需与放线菌病、结核、非结核分枝杆菌病等鉴别。延长培养时间至 6 周和多次培养等，有可疑或不能分型的奴卡菌可应用质谱、分子生物学等方法鉴定。

治疗：肺奴卡菌病的治疗优选敏感的抗感染药物治疗。选择敏感药物、初始联合用药、足疗程是治疗成功、避免复发的关键。

笔记

初始的治疗建议是采用联合治疗，经验性用药包括复方磺胺甲噁唑
［15 mg/（kg·d），分 2～4 次服用］联合亚胺培南（500 mg，每 6 h
1 次）3～4 周，备选亚胺培南 + 阿米卡星；随后复方磺胺甲噁唑
［10 mg/（kg·d），分 2～4 次服用］治疗 3～6 个月（一般免疫功能
正常 3 个月，免疫抑制 6 个月）。

而对于移植受者、播散性奴卡菌病，尤其是神经系统受累的患
者应当延长治疗至 9～12 个月。利奈唑胺在重症感染、播散性病变
或磺胺过敏者中有较好的抗菌活性。

由于多种抗菌药物对奴卡菌感染有效，因而，当肺奴卡菌病初
始被误诊为细菌性肺炎进行抗菌治疗时，一旦缓解，医生则多认定
诊断无误，按期停用抗菌药物，而不去深究病原学诊断。对于未完
全吸收的病灶认为是慢性炎症，甚至可能按肺结核给予抗结核治
疗。不但疗效不好，而且让诊断更加扑朔迷离，病情逐渐加重。本
例患者也出现抗感染治疗后部分病灶吸收的情况。

手术治疗：局部肺脓肿、脑或皮肤脓肿可选。

参考文献

1. MARI B, MONTON C, MARISCAL D, et al. Pulmonary nocardiosis：clinical experience in ten cases. Respiration, 2001, 68(4)：382 – 388.

2. 刘学花，田卓民. 肺奴卡菌病一例报告. 天津医药, 2013, 41(3)：286 – 287.

笔记

021
病理为肉芽肿误诊为肺结核的
ANCA 相关性血管炎

病历摘要

患者，女，48岁，主因"反复发热2月余"入院。

患者于2月余前受凉感冒后出现发热，体温37～38.5℃，伴咽痛，无畏寒、寒战，无明显咳嗽、咳痰，无胸闷、胸痛等。自行在家服用治疗感冒药物（具体用药不详）后感左耳听力逐渐下降，左侧外耳道间断流脓，遂至社区医院就诊，行抗感染治疗后仍反复发热，遂至当地某三级医院就诊，行胸部CT示肺部阴影，予阿奇霉素、激素等抗感染、退热治疗，患者仍有反复发热，且体温较前显著升高，达39℃以上，伴咳嗽、咳痰，为白色黏液痰，偶感胸闷不适，故于1个月前（2015-07-15）转入我院进一步诊治。入院后行CT引导下肺穿刺活检术，组织病理证实为肺结核，回到当地医院接受抗结核治疗（利福平、异烟肼、乙胺丁醇、吡嗪酰胺），体温仍控制不佳，最高达 40 ℃，咳嗽明显，偶有痰中带血，伴双耳流脓、流血。1 周前转至上海某专科医院诊治，未明确病因，病理会诊仍提示肺结核，继续抗结核治疗，病情仍未得到控制，故于 2015-08-15 再度转入我院进一步诊治。患者自发病以来，精神差，食欲、睡眠欠佳，大小便正常。否认高血压、心脏病病史，无手术及输血史，否认家族遗传性疾病史。

[**入院查体**] 体温 39.7 ℃，脉搏 98 次/分，呼吸 21 次/分，血压 137/80 mmHg。贫血貌，神志清楚，全身皮肤黏膜苍白，无发绀、出血点，全身浅表淋巴结未触及肿大。耳郭外形正常，外耳道无分泌物，左耳听力丧失，口唇苍白，伸舌居中，双肺呼吸音清，双肺未闻及明显干湿性啰音及胸膜摩擦音。心界不大，心率 98 次/分，心律齐，心音正常。腹部平坦，腹软，无压痛、未触及包块，肝脾肋下未触及。肝区、肾区无叩痛，腹部移动性浊音（－）。

[**实验室检查**] 血常规：白细胞计数 8.40×10^9/L，红细胞计数 2.39×10^{12}/L，血红蛋白 61 g/L，血小板计数 506×10^9/L，中性粒细胞百分比 82.36%；C 反应蛋白 14.7 mg/L；ESR 153 mm/h；PCT 0.67 ng/mL；结核杆菌抗体（－）；血培养、痰培养、多次痰结核菌涂片等阴性；生化：总蛋白 59.94 g/L，白蛋白 25.6 g/L，球蛋白 34.3 g/L，钾 3.20 mmol/L，肾功能、肌酶谱等均正常；免疫：ANA 谱、ANA3 谱正常，ANCA 谱：C-ANCA 阳性；脱氧核糖核酸抗体（DS-DNA）0.94 IU/mL；抗环瓜氨酸多肽抗体 12.000 RU/mL；血清叶酸 2.30 ng/mL，维生素 B_{12} 443 pg/mL，铁蛋白 378.5 ng/mL。尿常规：隐血（±），蛋白质（＋）；尿红细胞位相：正常红细胞占 60%，白细胞（＋），红细胞（＋）。血气分析：呼吸性碱中毒。

双肾动脉彩超示双肾动脉血流阻力指数偏高。泌尿系统彩超正常。骨髓穿刺细胞检查提示感染性骨髓象。鼻旁窦 CT（图 21 - 1）提示右侧上颌窦充填软组织影，窦口闭塞，伴钙化，邻近骨壁见硬化结节，双侧筛窦黏膜增厚，余窦腔清晰，双侧中下鼻甲肥大，鼻中隔略向左侧偏曲。双侧乳突小房模糊，以左侧显著。肺部 CT 提示两肺感染伴右肺上叶大叶实变及空洞形成，两侧胸膜炎（图21 -2）。

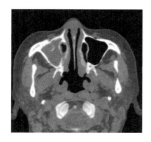
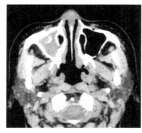
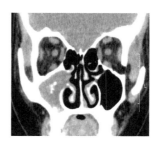

图 21 -1　鼻窦 CT：副鼻窦炎，右侧上颌窦真菌感染待排除

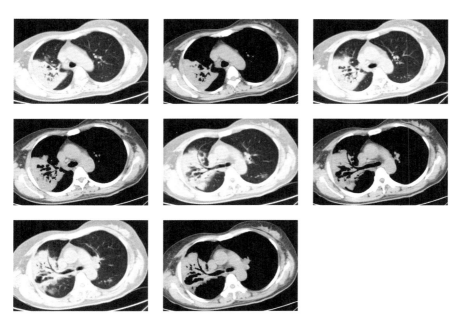

图 21 -2　肺部 CT：两肺感染伴右肺上叶大叶实变及空洞形成

2015-08-17 进一步在局部麻醉下行电子支气管镜检查，镜下见右主支气管及上叶支气管管腔内大量干酪样坏死改变，管腔表面凹凸不平。于右上叶支气管行黏膜活检、肺泡灌洗及刷片送检。送检

病理回报：镜下见大量干酪样坏死，灶性区见少许多核巨细胞，其中见小血管纤维素样坏死。诊断提示（右上叶开口）考虑血管炎不能除外。

[诊断]　韦格纳肉芽肿（肉芽肿性多血管炎 GPA）。

[治疗]　依据患者支气管下黏膜活检病理结果，血清 C-ANCA 阳性，结合患者鼻窦炎、耳损害、贫血、尿红细胞等多系统损害等临床证据，可基本诊断 ANCA 相关性血管炎（肉芽肿性多血管炎）。于 2015-08-25 以甲强龙 40 mg、静脉滴注、每天 2 次，治疗后患者体温、咳嗽、咯血显著缓解，精神、食欲等一般情况改善。1 周后改为泼尼松 10 片、口服、每天 1 次，联合环磷酰胺 100 mg、口服、每天 1 次，辅以护胃、补钙及维生素 D_3 调节骨代谢，叶酸片补充叶酸等治疗。复查 ESR：20 mm/h；血常规：白细胞计数 16.83×10^9/L，红细胞计数 2.65×10^{12}/L，血红蛋白 68 g/L，血小板计数 400×10^9/L，中性粒细胞百分比 81.9%；C 反应蛋白 13 mg/L，与入院时比较有好转，于 9 月 4 日出院。此后患者于我科及风湿免疫科门诊随诊，糖皮质激素在医师指导下逐渐减量。

病例分析

1. 病例特点

①中年女性，急性起病，既往无特殊病史；②多系统损害：支气管及肺（气道坏死狭窄、肺部浸润影伴空洞形成）、耳损害（听力下降及外耳道流脓）、鼻（鼻窦炎）、肾脏（血尿）、全身（贫血）等；③ANCA 检测：C-ANCA 阳性提示 ANCA 相关性血管炎；④一般抗感染治疗及抗结核治疗无效；⑤病理支持坏死性肉芽肿性病变，其中见小血管纤维素样坏死，支持血管炎；⑥糖皮质激素及

免疫抑制剂治疗有效。

2. 疾病介绍

肉芽肿性多血管炎（granulomatosis with polyangiitis，GPA），原称 Wegener 肉芽肿（WG），是一种多系统疾病，典型患者主要累及上呼吸道、肺和肾脏等脏器，也可累及其他器官。GPA 症状多样化，首发临床表现缺乏特异性，90% 有上呼吸道病变，以鼻部受累最为常见，可有脓性和血性涕，慢性鼻窦炎，鼻部疼痛、鼻中隔穿孔，还可出现口腔溃疡、中耳炎、听力下降。治疗过程中可出现气管、支气管狭窄。肺内多发结节、肿块和空洞是肺 GPA 最常见的影像表现，以两肺中下野分布多见，结节及肿块可呈分叶状伴周围毛刺形成，就单个结节或肿块而言酷似周围型肺癌，空洞壁多较厚，内缘光滑或不规则，合并感染时空洞内可形成液气平面。诊断上需与周围型肺癌、肺转移瘤、淋巴瘤样肉芽肿病以及其他特殊类型感染相鉴别。

C-ANCA 对诊断 GPA 有较高的敏感性和特异性，但局限性 GPA 阳性率较低。

治疗上予激素及免疫抑制剂治疗。对危及生命的重症（弥漫性肺泡出血、急进性肾小球肾炎）可用大剂量的激素冲击治疗，然后常规激素治疗，同时予环磷酰胺治疗。

专家点评

本例患者表现为多系统损害，累及上、下呼吸道和肾脏。鼻部出现鼻窦炎，耳部出现中耳炎及听力下降，气道出现坏死，肺部浸润且有空洞，肾脏出现肾小球肾炎表现，有血尿、蛋白尿。疾病后期各系统症状较明显，ANCA 阳性，且病理见小血管纤维素坏死，血管炎诊断明确。

本例患者 2 次病理均诊断为肺结核，但抗结核治疗无效，再次经支气管镜黏膜活检明确诊断，其中关键的原因是肉芽肿的病因判断错误。

肺肉芽肿病变是肺部常见的病理改变，是巨噬细胞及其演化的细胞局限性浸润和增生所形成的境界清楚的结节状病灶，按有无坏死分为坏死性肉芽肿和非坏死性肉芽肿。肺肉芽肿病因很多，坏死性肉芽肿多数和感染有关，尤其是结核分枝杆菌和真菌感染是最常见的病因。非感染性坏死性肉芽肿包括 GPA、变应性肉芽性血管炎（CSS 综合征）、支气管中心型肉芽肿等。非坏死性肉芽肿多数为结节病，其他非坏死性肉芽肿包括感染、慢性过敏性肺泡炎、淋巴细胞性间质性肺炎、吸入性肺炎等。

本例患者病理表现为坏死性肉芽肿，易与结核所致的坏死性肉芽肿相混淆。GPA 肉芽肿可伴微脓肿形成，坏死性血管炎主要累及小动脉和小静脉，血管壁炎性细胞浸润，发生纤维素样变性。可见坏死性炎症呈地图样分布，周围可见多核巨细胞。

该患者初始诊断为肺结核，但规律抗结核治疗后病情仍进展，出现多系统损害表现，因而对结核的病理诊断提出质疑，重新取材支气管黏膜组织，发现坏死性血管炎改变从而修正诊断。

参考文献

1. AL-HARBI A, AL-OTAIBI S, ABDULRAHMAN A, et al. Lung granuloma: a clinicopathologic study of 158 cases. Ann Thorac Med, 2017, 12(4): 278 – 281.

2. 李登维，何晓鹏，黄新文，等. 肺肉芽肿性多血管炎的 MSCT 特征及其动态分析中. 临床放射学杂志，2014，33(12)：1855 – 1858.

3. 蔡后荣，李惠萍，张湘燕，等. 实用间质性肺疾病. 北京：人民卫生出版社，2010.

笔记

022
以间质性肺疾病为首发
表现的干燥综合征

病历摘要

患者，男，60岁，主因"咳嗽、咳痰半月余，发热1周"入院。

患者自诉半个月前无明显诱因出现咳嗽，以干咳为主，咳少量白痰，咳嗽及活动后均感气促，未予诊治。1周前出现反复低热，体温多在37.3 ℃，最高时达38.0 ℃，自行服用阿莫西林1周，咳嗽、发热无改善，后口服头孢地尼4天，仍发热伴胸闷明显加重，于诊所就诊，予先锋类抗生素抗感染治疗3天，发热、胸闷无改善，于2018-12-24入院。既往肾癌部分切除术史5年，有高血压病史，规律用药控制。吸烟40余年，每天20支，已戒烟半年。否认粉尘接触史，工作、生活史无特殊。

笔记

[入院查体] 体温 37.0 ℃，神志清楚，步入病房，胸廓无畸形，双肺呼吸音增粗，两肺底可闻及 Velcro 啰音。心、腹查体未见明显异常。双下肢未见水肿。

[实验室检查] 血常规：白细胞计数 11.24×10^9/L，中性粒细胞百分比 75.7%，淋巴细胞百分比 12.3%，血红蛋白 136 g/L，血小板计数 307×10^9/L。C 反应蛋白 102.56 mg/L，ESR 58 mm/h。血气分析：pH 7.47，PO_2 65 mmHg，PCO_2 28 mmHg，SaO_2 95%（未吸氧条件）。降钙素原、肿瘤指标（CEA、AFP、CA199）、凝血功能、肝功能、肾功能、电解质未见异常。痰细菌涂片：找到革兰阳性球菌。免疫球蛋白、血清补体、类风湿因子、抗磷脂抗体谱、ANCA 抗体谱（－），抗核抗体谱（－），抗细胞浆抗体（＋），抗 SSA 抗体（＋＋）。

[辅助检查] 肺功能：FEV_1/FVC 96.44%，FEV_1/预计 77.97%，FVC/预计 64.5%，支气管舒张试验阴性。弥散功能轻度降低。电子支气管镜：镜下未见明显异常。镜下刷片：找到少量革兰阴性杆菌，未找到真菌、抗酸杆菌。BALF 细菌培养阴性。BALF 细胞分类：大量成熟淋巴细胞及少量中性粒细胞，未见肿瘤细胞。因患者配合度欠佳，未行经支气管镜肺活检。

后经风湿免疫科会诊，查唇腺活检：腺泡间淋巴细胞数 >50 个/2 mm×2 mm。眼表综合分析：左眼内 1/3 睑板腺腺体缺失，右眼外 1/3 睑板腺腺体缩短。肺部 CT 表现：双肺弥漫性磨玻璃影、小叶间隔增厚，胸膜下网格影，以下肺为主，斜裂增厚（图 22－1）。

[诊断] 干燥综合征（Sjogren syndrome，SS）继发间质性肺疾病。

[治疗] 2018-12-28 开始予甲强龙 40 mg、每 12 h 1 次，治疗 1 周后，予甲泼尼龙 40 mg、每天 1 次，环孢素 50 mg、每天 2 次口

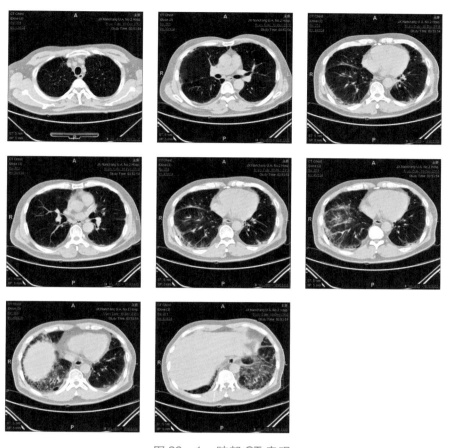

图 22 - 1　肺部 CT 表现

服。2019-01-06 复查血气分析：pH 7.4，PO_2 72 mmHg，PCO_2 33 mmHg，SaO_2 94%（未吸氧条件下）。激素治疗 5 天后复查胸部 CT 提示磨玻璃影较前有所吸收。

病例分析

1. 病例特点

①老年男性患者，急性起病，既往有长期大量吸烟史，无粉尘接触史。②发病初期反复咳嗽，以干咳为主；后出现反复发热。

③查体：双肺底可闻及典型 Velcro 啰音。④实验室检查：血常规白细胞计数、C 反应蛋白、ESR 轻度升高。血气分析提示低氧血症。⑤特殊实验室检查：抗细胞浆抗体（＋），抗 SSA 抗体（＋＋）。⑥肺功能：FEV_1/预计 77.97%，FVC/预计 64.5%，弥散功能降低，提示轻度限制性通气功能障碍。⑦气管镜下：未检出病原体。BALF细胞分类：大量成熟淋巴细胞及少量中性粒细胞，未见肿瘤细胞。⑧风湿免疫科会诊后完善唇腺活检及眼表综合分析检查后确诊。

2. 疾病介绍

SS 是主要累及外分泌腺的慢性自身免疫病，又被称作自身免疫性外分泌腺上皮炎或自身免疫性外分泌腺病。患者有泪腺及唾液腺功能降低，出现特征性的口干、眼干、猖獗龋齿、腮腺肿大等临床表现。

患者体内存在广泛的免疫异常，故可同时累及多个器官和系统，如关节、肺、肾脏、血液、神经系统等。由于肺主要由血管系统和结缔组织构成，所以肺部是 SS 最易受累的靶器官之一，同时也是 SS 预后不良的危险因素之一。间质性肺疾病发病隐匿，患者的肺组织常出现进行性免疫性炎症破坏，后期出现慢性呼吸功能衰竭，或因继发感染出现急性呼吸衰竭，导致死亡，临床危害性大。

对于已诊断 SS 但没有呼吸系统症状的患者，可常规进行高分辨率 CT 检查，早期发现肺部病变，对于 SS 患者有较大的意义。SS患者合并间质性肺疾病时，CT 示弥漫性磨玻璃样影和小叶间隔增厚、囊状影、小叶中心结节影，可有支气管血管束增粗表现，为早期病变，部分可逆，晚期可出现蜂窝样及网格样改变，有牵拉性支气管扩张，病理表现为普通间质性肺炎，影像表现与特发性肺纤维化相似。极少数患者合并弥漫性肺泡损伤和肺泡出血。有 5% ~10% 患者可能患 B 细胞淋巴瘤。

笔记

SS 一般发展缓慢，有时也快速进展，治疗定位在干燥症状的控制，黏液溶解药如羧甲司坦可改善部分患者的干咳症状。SS 合并间质性肺疾病患者的治疗决策需综合考虑间质性肺疾病的病理类型、症状严重程度、肺功能损害程度、胸部影像学累及范围和并发症等因素。

在中重度脏器受累的患者中，有使用系统性药物治疗的指征。与其他系统性免疫性疾病患者相同，主要使用大剂量糖皮质激素，常联合环磷酰胺或吗替麦考酚酯，有时也可考虑使用利妥昔单抗。

专家点评

这是一例以间质性疾病为首发表现的 SS 病例。间质性肺疾病是 SS 患者最常见的弥漫性肺实质疾病。在原发性 SS 中，SS 相关性间质性肺疾病发生率为 8% ~ 38%。SS 的呼吸系统并发症包括支气管炎、胸膜炎、肺间质病变、肺动脉高压、肺动脉栓塞等。有研究表明，约有 25% 的 SS 患者诊断间质性肺疾病早于 SS，此类患者常以干咳、胸闷、进行性呼吸困难就诊，进而完善自身抗体等相关检查后才发现是 SS 累及肺部。

本例患者以干咳、发热、气促为首发表现，体格检查发现双肺底可闻及典型 Velcro 啰音，胸部 CT 示双肺弥漫性磨玻璃影、胸膜下网格影，以下肺为主，斜裂增厚。肺功能呈轻度限制性通气功能障碍。从症状、体征、影像及肺功能综合考虑，诊断为间质性肺疾病，常规进行结缔组织疾病的筛查，发现 SS 相关抗体阳性，经唇腺活检及眼表综合分析得以确诊 SS。病程中进行支气管肺泡灌洗，未找到肿瘤细胞及相关病原体，见大量成熟淋巴细胞及少量中性粒细胞，结合患者肺部以磨玻璃病变为主，考虑病理改变应以非特异

笔记

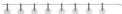

性间质性肺炎为主，对激素敏感，且患者存在血氧分压下降，予激素及免疫抑制剂治疗，短期内患者血氧改善，影像显示磨玻璃影吸收好转。

在临床中诊断为间质性肺疾病，常规要考虑是否存在环境、药物、结缔组织疾病、肿瘤等因素。有些患者在首次就诊时仅有肺部表现，没有足够的证据诊断结缔组织疾病，仍需要密切观察全身表现，动态监测自身抗体，以免延误诊断。

参考文献

1. PRICE E J, RAUZ S, TAPPUNI A R, et al. British Society for Rheumatology Standards, Guideline and Audit Working Group. The British Society for Rheumatology guideline for the management of adults with primary Sjogren's Syndrome. Rheumatology, 2017, 56(10): e24 - e48.

2. 梁媛媛, 王璇, 汤建平. 干燥综合征合并肺间质病变的临床诊断治疗进展. 诊断学理论与实践, 2018, 17(5): 606 - 610.

3. 曹晓宇, 徐东, 赵岩. 干燥综合征的治疗. 现代实用医学, 2019, 31(8): 993 - 994.

4. 蔡后荣, 张湘燕, 李惠萍, 等. 实用间质性肺疾病. 北京: 人民卫生出版社, 2016.

笔记

023
支气管扩张症的求因之路

📋 病历摘要

　　患者，老年女性，因"反复咳嗽、咳痰40余年，加重半月余"于2018年12月26日入院。

　　患者诉1978年开始无明显诱因出现咳嗽、咳痰，冬春季节明显，反复发作，咳嗽与体位无关，痰多为灰绿色脓痰，量多，无咯血、胸闷、胸痛、气促等不适，就诊于当地医院，诊断为"支气管扩张合并感染"，予以止咳祛痰、抗感染等处理后，症状好转出院。患者咳嗽、咳痰仍反复发作，多次于医院就诊。2018年12月上旬患者无明显诱因再次出现咳嗽，咳较多灰绿色脓痰，伴活动后胸闷、气促，休息可缓解，无畏寒、发热，无咯血，无黑蒙、晕厥等不适，就诊于外院，予以相关处理后（具体不详），症状无明显改

笔记

善，为进一步诊治，就诊我院，门诊拟"支气管扩张并感染"收入院。近期患者精神、饮食、睡眠一般，大小便正常，体重无明显改变。患者既往体健。

[入院查体]　体温 36.2 ℃，脉搏 84 次/分，呼吸 20 次/分，血压 136/70 mmHg。神志清楚，慢性病容，自主体位，双肺呼吸音粗，双肺可闻及散在湿性啰音，右肺明显，心率 84 次/分，心律齐，心音正常，各瓣膜听诊区未闻及杂音、心包摩擦音，腹平软，无压痛、反跳痛，肝脾肋下未触及，双下肢轻度凹陷性水肿。

[实验室检查]　血气分析：pH 7.23，PaO_2 44 mmHg，$PaCO_2$ 91 mmHg，HCO_3^- 38.1 mmol/L。肝功能：白蛋白 26.37 g/L；血常规、肾功能、电解质、肌酶谱、淀粉酶均大致正常。C 反应蛋白、红细胞沉降率、降钙素原、内毒素、G 试验、GM 试验均大致正常。痰细菌培养多次示铜绿假单胞菌，对多种抗生素敏感。

[辅助检查]　胸部、腹部 CT 平扫：双肺支气管扩张并感染（图 23 - 1）；两侧胸腔少量积液；心包少量积液；少许腹腔积液；胆囊窝积液；左侧肾上腺结节。心脏彩超：右房、右室增大，右室壁增厚，三尖瓣中度反流，重度肺动脉高压（估测肺动脉收缩压 86 mmHg），肺动脉增宽；二尖瓣轻度反流、主动脉瓣微量反流；左室舒张功能减退；心包腔内少量积液。

[诊断]　①支气管扩张合并感染；②呼吸衰竭（Ⅱ型）；③慢性肺源性心脏病（失代偿期）；④低蛋白血症；⑤多发性浆膜腔积液；⑥肾上腺结节性增生。

[治疗]　入院后予左氧氟沙星、哌拉西林他唑巴坦联合抗感染治疗，氨溴索、福多司坦、桉柠蒎肠溶软胶囊祛痰治疗，兰索拉唑、艾司奥美拉唑护胃治疗，呋塞米及螺内酯间断利尿，碳酸钙 D_3 片补钙，补充人血白蛋白，间断无创呼吸机辅助通气等对症治疗。

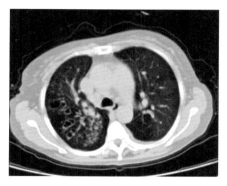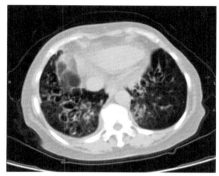

图 23-1 胸部 CT：双肺支气管扩张合并感染

病例分析

1. 病例特点

①老年女性，反复咳嗽、咳痰 40 余年，近期出现活动后胸闷、气促。②咳嗽以冬春季节明显，反复发作，痰多为灰绿色脓痰，量多。③体检示双肺散在湿性啰音，右肺明显。双下肢轻度凹陷性水肿。④实验室检查：血气分析示 Ⅱ 型呼吸衰竭，二氧化碳明显增高。痰细菌培养多次生长铜绿假单胞菌。⑤胸部 CT 示双肺支气管扩张并感染；两侧胸腔少量积液；心包少量积液；少许腹腔积液。心脏彩超示右房、右室增大，右室壁增厚，重度肺动脉高压，肺动脉增宽。

2. 疾病介绍

支气管扩张是由于各种原因引起支气管树病理性、永久性扩张，导致反复化脓性感染的气道慢性炎症性疾病，临床上表现为持续或反复地咳嗽、咳痰，有时伴有咯血，症状反复发作，可导致呼吸功能障碍及慢性肺源性心脏病。

病因：下呼吸道感染是儿童及成人支气管扩张最常见的病因。

笔记

儿童时期下呼吸道感染、结核分枝杆菌、非结核分枝杆菌、百日咳等特殊病原体感染可直接导致支气管结构破坏，从而继发反复细菌感染。支气管感染和支气管阻塞是继发性支气管扩张发病机制中的关键环节，两者相互影响，形成恶性循环，最终导致支气管扩张。

病因未明的支气管扩张患者中部分患者存在抗体缺陷，最常见的疾病是普通变异性免疫缺陷病（占支气管扩张患者的2%～8%），以全丙种球蛋白减少血症、反复细菌感染和免疫功能异常为特征。

原发性纤毛不动综合征患者支气管纤毛存在异常，使纤毛清除黏液的功能发生障碍，导致化脓性支气管感染、支气管扩张，包括Kartagenar综合征及杨氏综合征。

其他引起支气管扩张的病因还包括支气管先天发育不全，淋巴管性发育异常（黄甲综合征）。欧美国家的支气管扩张患者，尤其是白色人种，囊性纤维化较为多见，此病在我国罕见。在临床上应当加强对支气管扩张病因的认识，积极寻找原发病因，及早采取针对性措施，改善患者预后。

咳嗽是支气管扩张最常见的症状，且多伴有咳痰，痰液可为黏液性或脓性，合并感染时痰可呈黄绿色，重症者痰量可达数百毫升。50%～70%患者可出现间断咯血。患者易反复发生肺部感染，出现慢性气道阻塞的症状。肺部听诊可闻及湿性啰音，以肺底部最为多见。晚期合并肺心病的患者可出现右心衰竭的体征，慢性患者可出现杵状指（趾）。

胸部CT是目前诊断支气管扩张的金标准，可表现为"印戒征"或"串珠征"，双肺可见大小不等的囊状扩张。

所有患者应进行血常规检查，当细菌感染所致的急性加重时，白细胞计数和分类升高。如出现淋巴细胞或中性粒细胞明显减少，可能存在原发性或继发性免疫缺陷。应进行血清免疫球蛋白（IgG、

笔记

IgM、IgA）测定。普通变异性免疫缺陷病 IgG 水平明显降低，IgA 或 IgM 至少一种明显降低。免疫球蛋白治疗可显著改善预后，延缓并发症的进展。对支气管扩张患者，还应常规评估是否存在变态反应性支气管肺曲霉病，因为该病的特异性治疗（激素加抗真菌治疗）可显著改善患者预后。

建议所有急性加重治疗疗程均为 14 天左右，对于新分离出铜绿假单胞菌的患者应行根除性抗生素治疗。除非合并慢性阻塞性肺疾病（chronic obstructive pulmonary disease，COPD）或哮喘，无须常规吸入激素治疗。对每年急性加重 3 次及以上的患者可考虑长程抗生素（≥3 个月）治疗，对于生活质量很差、排痰困难的患者可考虑行长程的祛痰治疗（≥3 个月）。

专家点评

该患者以反复咳嗽、咳大量灰绿色脓痰、活动后胸闷、气促为主要表现，胸部 CT 示双肺多发囊状、柱状支气管扩张表现，考虑诊断为支气管扩张，需要与表现为慢性咳嗽、咳痰的多种疾病相鉴别。COPD、支气管哮喘等慢性呼吸道疾病及类风湿关节炎等结缔组织疾病也可伴发支气管扩张。

COPD：中年发病，症状缓慢进展，多有长期吸烟史，活动后气促，肺功能可有不完全可逆的气流受限。

支气管哮喘：临床表现为反复发作的喘息、气急、胸闷或咳嗽等症状，常在夜间及凌晨发作或加重，多数患者可自行缓解或经治疗后缓解。

结缔组织疾病常有脱发、光过敏、口腔溃疡、体重下降、皮肤干燥、肌痛或关节痛等非特异性的临床表现，也可能存在远端手指

笔记

皮肤裂纹（"技工手"）、炎性关节炎、多关节晨僵、雷诺现象、不明原因的手指肿胀、不明原因的手指伸侧的固定性皮疹等，血清学表现常有 ANA 滴度升高、类风湿因子、多种特征性自身抗体阳性，胸部 CT 呈间质性肺炎表现，可有网格影伴牵拉性支气管扩张。

由于常规胸部 X 线片检查诊断支气管扩张的敏感度较低，因此如果缺乏对支气管扩张的认识，临床上很容易漏诊或误诊为慢性支气管炎等疾病。因此，当成人出现下述临床表现时均应进行临床评估以排除支气管扩张：持续排痰性咳嗽，且年龄较轻，症状持续多年，无吸烟史，每天均有咳痰、咯血或痰中有铜绿假单胞菌定植；无法解释的咯血或无痰性咳嗽；慢性阻塞性肺疾病患者治疗反应不佳、下呼吸道感染不易恢复、反复急性加重或无吸烟史者。

此患者出现二氧化碳明显增高、呼吸衰竭，且存在慢性肺源性心脏病表现，病情较严重。初始治疗选择具有抗假单胞菌活性的抗生素左氧氟沙星、哌拉西林他唑巴坦联合应用。保持气道通畅是支气管扩张患者长期治疗的重要环节。入院后先后予多种祛痰药物，因患者病情严重，间断使用无创呼吸机治疗，未行体位引流。患者低蛋白血症，予积极补充白蛋白等支持治疗。加强锻炼、改善营养可增强体质；接种流感疫苗、肺炎疫苗可减少急性加重次数。

参考文献

1. 杨岚，沈华浩. 呼吸系统疾病. 北京：人民卫生出版社，2015.

2. HILL A T, BARKER A F, BOLSER D C, et al. Treating cough due to non-CF and CF bronchiectasis with nonpharmacological airway clearance：chest expert panel report. Chest, 2018, 153（4）：986 - 993.

3. POLVERINO E, GOEMINNE P C, MCDONNELL M J, et al. European Respiratory Society guidelines for the management of adult bronchiectasis. Eur Respir J, 2017, 50（3）：1700629.

笔记

4. CHANG A B, BELL S C, TORZILLO P J, et al. Chronic suppurative lung disease and bronchiectasis in children and adults in Australia and New Zealand Thoracic Society of Australia and New Zealand guidelines. Med J Aust, 2015, 202(1): 21 – 23.

5. PASTEUR M C, BILTON D, HILL A T, et al. British thoracic society guideline for non-CF bronchiectasis. Thorax, 2010, 65(Suppl 1): i1 – i58.

6. 成人支气管扩张症诊治专家共识编写组. 成人支气管扩张症诊治专家共识（2012 版）. 中华危重症医学杂志（电子版）, 2012, 5(5): 20 – 30.

7. 马艳良. 成人支气管扩张症诊治专家共识解读. 结核病与肺部健康杂志, 2013(2): 79 – 82.

024
ANCA 相关性血管炎

病历摘要

　　患者，老年女性，68 岁，主因"咳嗽、咳痰伴咯血 12 天"入院。

　　患者 12 天前无明显诱因出现咯血，伴呼吸困难，轻微咳嗽，痰少，于江西省某医院行胸部 CT 检查：两肺间质性肺炎伴两侧胸膜增厚粘连，主动脉及左冠状动脉壁钙化，心包稍增厚。行止血、平喘等治疗（具体不详），咯血较前好转。现痰中带血，门诊以"间质性肺炎"收入我科。既往有高血压病史，未规律治疗，有胆囊切除手术史。2 年前当地医院诊断为间质性肺炎。

　　[入院查体]　体温 36.8 ℃，脉搏 50 次/分，血压 188/100 mmHg，呼吸 20 次/分。神志清楚，贫血貌，浅表淋巴结未触及肿大。睑结

笔记

膜苍白。双肺呼吸音粗，双肺底可闻及湿性啰音，心律齐，心音中等，各瓣膜未闻及病理性杂音。腹软，无包块，无压痛及反跳痛，肝脾无肿大。四肢肌力及肌张力正常，神经系统未见异常。全身皮肤黏膜未见明显的出血点及淤斑。

[实验室检查]　血常规：红细胞计数 1.77×10^{12}/L，白细胞计数 5.42×10^9/L，血红蛋白 59 g/L，血小板计数 129×10^9/L；降钙素原、C 反应蛋白正常；肾功能：肌酐 230.56 μmol/L，尿酸 409.14 μmol/L，估算肾小球滤过率 19.39 mL/min，尿酸：409.14 μmol/L；肝功能 I （11 项）：总蛋白 56.90 g/L，白蛋白 31.22 g/L，余未见明显异常改变；尿常规：隐血（+++），蛋白质（++）；尿液分析＋尿红细胞位相：正常红细胞 70%，异常红细胞数 30%；电解质、肌酶谱、凝血四项＋D-二聚体、血清肌钙蛋白、ESR、便常规＋潜血等未见明显异常；乙肝六项：乙肝表面抗体阳性，乙肝病毒核心抗体 0.126；肿瘤四项：CA199 40.25 U/mL、CA125 44.9 U/mL；免疫功能 6 项：免疫球蛋白 IgG 6.69 g/L，血清补体 C3 0.581 g/L；风湿四项：类风湿因子 82.40 IU/mL；ANA 谱 3：未见异常改变；ANCA 谱：抗髓过氧化物酶抗体 30.133 IU/mL，抗中性粒细胞质抗体（P-ANCA）阳性；ANA 谱：抗细胞浆抗体阳性；血清抗心磷脂抗体均阴性；抗肾小球基底膜抗体：阴性；痰病原学检查：未见明显异常改变；血清 GM 试验（−）；血气分析：PO_2 65 mmHg。

[辅助检查]　心电图：①窦性心律；②短 PR 间期正常 QRS 波群。心脏彩超：左房增大。肺动脉增宽。二尖瓣、三尖瓣、主动脉瓣轻度反流。高分辨肺部 CT：两肺纹理增粗，两肺见多发网格状、斑片状高密影，右侧见钙化，两肺下叶为甚，边界模糊。所见各支气管腔通畅，肺门及纵隔未见肿大淋巴结，胸膜无增厚，双侧胸腔

笔记

内见积液。考虑两肺间质性炎症，双侧胸腔积液（图 24 - 1）。泌尿系统彩超：双肾体积偏小，实质回声稍增强。双侧输尿管未见明显异常。

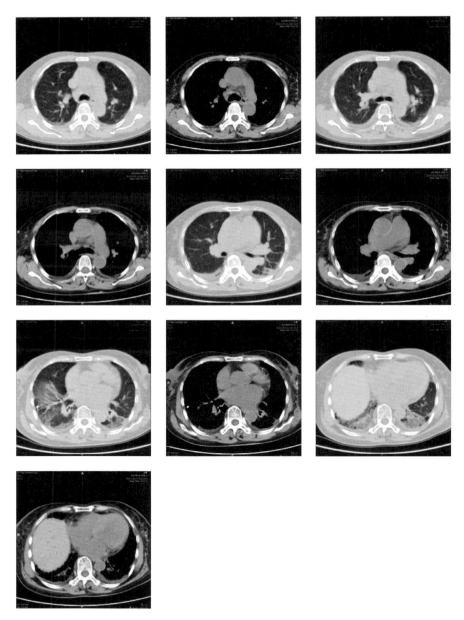

图 24 - 1 胸部 CT 示两下肺为主的多发网格状、斑片状、磨玻璃影

进一步床旁支气管镜检查：双侧主支气管及各叶段支气管内可见泡沫状分泌物，肺泡灌洗液肉眼所见为淡红色，送检细胞学镜下可见红细胞及含铁血红素细胞。BALF相关病原学检查无阴性。

[诊断]　①ANCA相关性血管炎（显微镜下多血管炎可能性大）；②弥漫性肺泡出血；③间质性肺炎；④高血压3级。

[治疗]　患者入院后咯血、胸闷、呼吸困难症状进行性加重，肺部湿性啰音增多，结合其肾功能不全，血尿，抗髓过氧化物酶抗体及抗中性粒细胞胞质抗体（P-ANCA）阳性，联合风湿免疫科会诊意见诊断为ANCA相关性血管炎（显微镜下多血管炎可能性大），弥漫性肺泡出血。在给予止血、输血治疗的同时，分别于2018-05-28、2018-05-29、2018-05-31行血浆置换（置换总量达7500 mL），复查抗髓过氧化物酶抗体数值下降（5.155 IU/mL），患者胸闷、咯血症状改善，肺部啰音减少，评估血浆置换疗效良好，建议继续血浆置换，但置换后患者出现周身皮疹，患者及其家属经商量后拒绝继续血浆置换。签字谈话后遂于2018-06-03、2018-06-04、2018-06-05行甲泼尼龙1 g冲击治疗。之后序贯予以环磷酰胺200 mg、隔日1次治疗，于2018-06-08因出现白细胞、血小板计数进行性下降停用。2018-06-09病情稳定出院后嘱继续服用甲强龙片40 mg口服、每天1次；伏立康唑150 mg、口服、每12小时1次，5%碳酸氢钠等漱口，门诊随诊。此后患者在当地医院诊治，激素剂量逐渐递减为8片、6片、4片，至2018年11月递减为每天2片，服药至2019年2月停药。激素停用1周后患者再度出现咯血，2019-02-12因"咯血4天，加重伴胸闷1天"再次由当地转入我院重症监护室。血常规：血红蛋白60 g/L；ANCA谱：抗髓过氧化物酶抗体93.569 IU/mL，抗中性粒细胞胞质抗体核周型阳性1∶320；床旁胸部X线片复查两肺弥漫性渗出影（图24-2）。2019-02-13因

患者面罩高流量给氧情况下仍感胸闷，伴血氧饱和度下降，行气管插管接呼吸机辅助呼吸。治疗上进行了血浆置换（共 4 次，共 8500 mL 血浆）清除抗体，联合环磷酰胺 0.2 g、qod，甲强龙 80 mg、每 12 h 1 次，调节免疫反应。2019-02-19 因消化道出血，血压下降，患者家属要求自动出院。

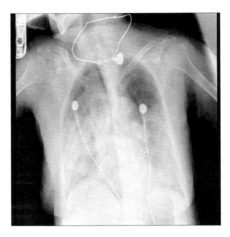

图 24 −2　2019-02-12 床旁胸部 X 线片

病例分析

1. 病例特点

①患者为老年女性，慢性病程，急性加重；②以咯血、呼吸困难、贫血为主要表现；③存在肺、肾同时受累的表现：肺出血、血尿、蛋白尿、肾小球肾炎、肾功能不全；④抗髓过氧化物酶抗体（MPO）及抗中性粒细胞质抗体（P-ANCA）均阳性；⑤支气管肺泡灌洗液检查提示红细胞及含铁血红素细胞；⑥血液、痰液及 BALF 排除感染性疾病；⑦经血浆置换及激素冲击等治疗病情控制。

2. 疾病介绍

显微镜下多血管炎（microscopic polyangiitis，MPA）是一种非

肉芽肿性坏死性系统性血管炎，是肺－肾综合征最常见的原因。肺－肾综合征是指肺出血和肾小球肾炎共存的一类疾病。临床表现常见肾功能障碍，肺部病变较少见。大多数患者以急进性肾小球肾炎为表现，少部分患者有弥漫性肺泡出血。MPA需要与可引起肺、肾功能损害的Goodpasture综合征（循环或组织结合的抗肾小球基底膜抗体阳性）相鉴别。

MPA患者胸部X线片常呈弥漫分布的磨玻璃影，以肺门和中、下肺野为主。CT表现为磨玻璃影或实变影，呈片状分布，密度均匀一致，部分患者主要表现为边界不清的小叶中央结节。高密度实变影提示肺泡被血液完全充填。急性咯血后2周内，气腔和肺间质的阴影会被完全清除，而影像学上相近的肺水肿的清除速度迅速。反复发生肺泡出血时，可出现持续性的网格状阴影、胸膜下蜂窝样改变和牵拉性支气管扩张。

每例活动性ANCA相关性血管炎患者治疗的拟定均应包含全身用糖皮质激素。初始的治疗建议泼尼松1 mg/（kg·d）。激素治疗需要联合免疫抑制剂或生物制剂。对于有严重临床表现的患者（累及重要脏器或威胁生命时）往往需要甲强龙冲击治疗，开始治疗剂量15 mg/（kg·d）或0.5～1.0 g/d应用1～3天。活动性ANCA相关性血管炎患者的治疗计划应遵循个体化原则。泼尼龙或泼尼松龙初始剂量建议0.5～1.0 mg/（kg·d）（最高80 mg/d）应用1～4周，后以每2～4周减10 mg逐渐减量，减至20 mg/d后，再以每2～4周减2.5～5 mg逐渐减量，直至停用。激素的治疗时间应至少6个月，在某些情况下可延长至1～2年。复发患者需要更长时间的激素治疗。

环磷酰胺可用于广泛型AAV患者或在危及生命时的诱导治疗。另外，非重型的ANCA相关性血管炎患者如局限型或早期系统型也可能从环磷酰胺的治疗中获益，尤其是对甲氨蝶呤治疗无反应的患

笔记

209

者。环磷酰胺的治疗时间建议在 3~6 个月，避免环磷酰胺累积剂量过多所致的不良反应，且一旦疾病缓解需将环磷酰胺转换为不良反应少的维持治疗方案。

血浆置换可用于血清肌酐 > 5.8 mg/dL、伴随急进性肾小球肾炎的 ANCA 相关性血管炎患者，因其与糖皮质激素和环磷酰胺联合应用时可提高肾存活。血浆置换建议液体 60 mL/kg，建议应用 5%白蛋白作为血浆代替品并偶尔在置换过程结束前予新鲜冰冻血浆以补充凝血因子。仍无充足的证据支持血浆置换可用于治疗肺泡出血的 ANCA 相关性血管炎患者，这些患者可能从中获益。

免疫球蛋白治疗可作为疾病活动的 ANCA 相关性血管炎患者的诱导治疗方案之一，推荐用量为免疫调节剂量（2 g/kg，分 2~5 天输注），可在特殊情况下使用，如一个疾病持续活动的合并感染的 AAV 患者或难治的对激素和环磷酰胺治疗无效的患者。

利妥昔单抗可作为 CTX 的一个替代治疗，用于广泛型 ANCA 相关性血管炎，尤其是危及生命的患者。利妥昔单抗（每周 375 mg/m^2，共应用 4 周）用于 ANCA 相关性血管炎患者的诱导治疗，其疗效不劣于环磷酰胺，可用于环磷酰胺存在禁忌的患者，如高累积剂量的患者、年轻未生育的育龄期女性或复发的患者。

专家点评

该患者表现为肺出血、贫血、血尿、蛋白尿、肾功能异常，MPO-ANCA 阳性，考虑诊断 ANCA 相关性血管炎。患者 P-ANCA 阳性，MPO 增高，诊断 MPA。

急进性肾小球肾炎是 MPA 的主要特点，大多数患者在入院时即有肾脏损害，如不及时治疗肾功能可迅速恶化。肺脏也是主要的受累器官，可能是 MPA 的首发表现，可表现为呼吸困难、咳嗽，可有不同程度的咯血，从痰中带血到大量咯血，可出现与咯血程度不匹配的进行性贫血，可有多系统受累表现：肌痛、关节痛、关节炎、紫癜、消化道出血、周围神经病变、葡萄膜炎、视网膜炎、球后视神经炎以及耳、鼻和喉病变等。

　　ANCA 相关性血管炎临床表现复杂，病程长短不一，轻重差异很大，因受累的器官不同表现明显的差异。呼吸系统症状为非特异性，如咳嗽、气短，咯血是较重要的症状，如出现肺大量出血，反复迁延，可以发展为肺纤维化。咯血亦可合并肺部感染。影像学上肺部表现往往多样性，无特征性改变，很容易被误诊为肺炎、肺结核等。需要高度警惕肺小血管炎诊断的临床表现包括发热、呼吸困难、咯血、咳嗽、低氧血症；胸部 X 线片或 CT 显示肺部片状、结节状高密影，可有薄壁空洞，感染性疾病除外；抗生素治疗无效；有全身多脏器受累表现；贫血与肾功能恶化程度不平行；红细胞沉降率快，补体下降。

参考文献

1. SOUZA A, CALICH A L, MARIZ H A, et al. Recommendations of the Brazilian Society of Rheumatology for the induction therapy of ANCA-associated vasculitis. Rev Bras Reumatol Engl Ed, 2017, 57(Suppl 2): 484 – 496.

2. 中华医学会风湿病学分会. 显微镜下多血管炎诊断及治疗指南. 2011, 15(4): 259 – 261.

3. 李圣青. 肺血管炎的临床与影像学特点解析. 国际呼吸杂志, 2017, 37(20): 1575 – 1581.

4. 李秋钰, 郑秀. 抗中性粒细胞胞浆抗体相关性血管炎肺损害的诊疗进展. 国际呼吸杂志, 2019, 39(6): 465 – 470.

5. 蔡后荣, 李惠萍. 实用间质性肺疾病. 北京：人民卫生出版社, 2010.

笔记

病历摘要

　　患者，老年男性，67岁。主因"咳嗽、咳痰8年，胸闷、气喘4个月，肌肉酸痛2个月"入院。

　　患者8年前开始出现咳嗽，咳少许白色黏痰，偶有黄脓痰，以冬春寒冷季节多见。4个月前受凉后再次出现上述症状且加重，咳嗽频繁，咳大量白色黏痰，并伴胸闷、气喘。2个月前无明显诱因出现全身肌肉酸胀痛，呈游走性，伴乏力、纳差，为求进一步治疗至我院门诊就诊，肌酸激酶789.6 IU/L，神经传导速度提示所查肢体周围神经－肌电图未见特征性改变，门诊拟"慢性阻塞性肺疾病，肌炎"收入院。既往有高血压病史。

　　[入院查体]　　体温36.5 ℃，神志清楚，慢性病面容，消瘦，

双肺呼吸音弱，未闻及明显干湿性啰音。心率 86 次/分，律齐，腹软，全腹部无压痛及反跳痛。双下肢无水肿。

[**实验室检查**]　血常规（五分类法）：白细胞计数 11.15×10^{9}/L，红细胞计数 3.28×10^{12}/L，血红蛋白 95 g/L，血小板计数 133×10^{9}/L，中性粒细胞百分比 75.6%，淋巴细胞百分比 16.1%。超敏肌钙蛋白：16.89 ng/mL。B 型脑钠肽：441.75 pg/mL。

[**辅助检查**]　胸部 CT 见图 25-1；上腹部 CT 见图 25-2。

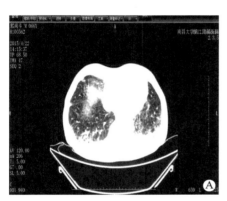
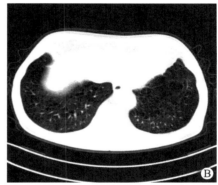
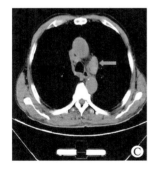
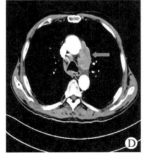
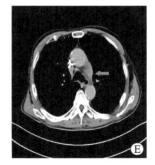

A：2015 年 4 月胸部 CT 示肺气肿，双肺胸膜下炎性改变，以间质病变为主；B：2016 年 2 月胸部 CT 示两肺间质病变吸收；C：2015 年 4 月胸部 CT（纵隔窗）示纵隔淋巴结肿大；D：2016 年 9 月胸部 CT（纵隔窗）示左肺下叶恶性病变并纵隔多发淋巴结转移可能；E：2017 年 5 月胸部 CT（纵隔窗）示左肺病变缩小。

图 25-1　胸部 CT

2016-09-14 行肝穿刺活检术；2016-09-18 病理：（肝）转移性癌，考虑可能来源于肺。癌细胞：TTF1（+）、NapsinA（+）、CK8（+）、

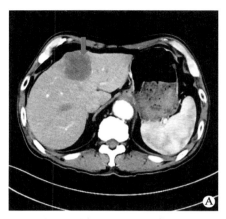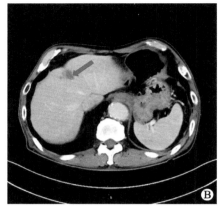

A：2016-09-07 上腹部 CT 示肝脏占位病变；B：2017-01-03 上腹部 CT 示肝脏病变缩小。

图 25 - 2　上腹部 CT

CK19（＋）、CK7（＋）、Hepa-1（－）、GLY-3（－）、CEA（－）、Ki-67 约 30%（＋）。2016-09-21，人类 *EGFR* 基因突变检测：*19-Del* 野生型，*L858R* 野生型，*T790M* 野生型，*20-ins* 野生型，*G719X* 野生型，*S768I* 野生型，*L861Q* 野生型。2016-09-21，*BRAF* 基因 *V600E* 突变检测：*V600E* 野生型。

[诊断]　①间质性肺炎；②肌炎；③肺癌；④肝转移癌；⑤慢性阻塞性肺疾病；⑥高血压 2 级。

[治疗]　入科后予以替考拉宁联合比阿培南抗感染、雾化、平喘，加用伏立康唑抗真菌等对症治疗。住院期间患者出现晕厥 5 次，伴意识障碍、小便失禁，持续时间约几秒，心内科医师会诊考虑"三度房室传导阻滞、阿斯综合征、低蛋白血症"。2015-05-12 于心脏介入室行心脏永久性起搏器安置术；术后患者仍反复出现胸闷、气憋，结合肌酶升高，心脏受累及间质性肺炎改变，风湿免疫科会诊考虑血管炎可能，给予激素 500 mg 冲击 3 天，激素逐渐减量，环磷酰胺维持治疗。2015-06-12 改用口服甲泼尼松龙片治疗。2016 年 2 月肺部间质病变吸收，门诊定期随访患者病情稳定。2016 年 9 月份开始

出现咳嗽，胸部 CT 增强扫描：考虑左肺下叶恶性病变并纵隔多发淋巴结转移可能；肝左叶占位，行肝脏占位穿刺，病理提示为：肝脏转移癌，来源肺部可能性大。于 2017-05-04 行肝动脉栓塞术手术，先后予培美曲塞＋卡铂化疗 7 周期，肝脏病变及肺部病变吸收。患者放弃治疗，失访。

病例分析

1. 病例特点

①老年女性，既往有慢性咳嗽、咳痰呼吸系统疾病史；②有胸闷、气促等呼吸道症状，且出现游走性肌肉酸痛症状；③查体示慢性病面容，消瘦，双肺呼吸音弱，未闻及明显干湿性啰音；④实验室检查：肌酸激酶：789.6 IU/L，肌红蛋白 464.85 ng/mL；⑤胸部 CT：双肺胸膜下炎性改变，以间质病变为主，可见纵隔增大结节；⑥激素治疗后两肺间质病变吸收，肌肉酸痛症状改善；⑦肝脏病理：肺癌伴肝转移。抗肿瘤治疗病变缩小。

2. 诊疗思路

1）间质性肺炎的鉴别诊断

患者以反复咳嗽、咳痰伴胸闷、气喘为主要症状，胸部 CT 提示气肿，胸膜下炎性改变，以间质性为主，双侧胸膜肥厚、粘连。而对于间质性肺炎的鉴别诊断有以下内容：间质性肺病（interstitial lung disease，ILD）合并肺癌（lung cancer，LC）（ILD-LC）的影像学表现较 ILD 更为复杂，其胸部 CT 主要表现为两肺片状、以基底部为主的网状阴影，可有少量磨玻璃影，在纤维化炎症的区域，常有牵张性支气管、细支气管扩张和（或）胸膜下的蜂窝样改变。间质性肺炎则主要表现为两肺的纤维条索影。并且 ILD-LC 还显示肺癌的肿块征象，

笔记

可表现为结节影、团块影，有时呈分叶状，有毛刺等。

2）肺癌的鉴别诊断

在患者疾病的进程中，咳嗽症状加重，复查胸部 CT 示弥漫性肺气肿，双肺炎症灶，胸椎、肝脏病变及纵隔、腹膜后淋巴结增大，拟为恶性肿瘤。胸部 CT 增强扫描：考虑左肺下叶恶性病变并纵隔多发淋巴结转移可能。故对肺癌的鉴别诊断有以下几个方面。

机化性肺炎主要是肺泡壁成纤维细胞增生，随着病情的发展，逐渐拓展到肺泡等位置，因不具有特异性症状，临床检测中容易与周围型肺癌混淆。机化性肺炎的胸部 CT 主要表现为淋巴结肿大、深分叶、钙化、支气管充气征、晕征、坏死、邻近胸膜增厚等，周围型肺癌的 CT 主要表现为棘状突出征、弓形凹陷征、长毛刺征、短毛刺征等。

肺结核与肺癌在影像学上通常有肺结节的表现，需要进行下一步的鉴别。而在胸部 CT 上表现为结节边缘界限清楚，有钙化灶和卫星灶，通常为肺结核影像表现，结节边界不清，有毛刺征、分叶征、血管集束征、胸膜凹陷征等为肺癌影像学表现。

3. 疾病介绍

ILD 是以弥漫性肺实质、肺泡炎和间质纤维化为基本病理改变，以活动性呼吸困难、胸部 X 线片示弥漫阴影、限制性通气障碍、弥散功能降低和低氧血症为临床表现的多种肺部疾病的总称。主要包括继发性间质性肺病和特发性间质性肺病，其中，特发性间质性肺病患者合并肺癌的发生率明显高于普通人群。同时，在某些免疫相关性疾病（如系统性硬化症、类风湿关节炎、系统性红斑狼疮等）以及环境、职业相关性肺病等其他间质性肺疾病中 LC 也有增高的趋势。肺癌无论在发展中国家还是发达国家都是所有癌症中病死率最高的恶性肿瘤，而 ILD-LC 患者预后更差。

（1）共同特征

研究显示 ILD-LC 发生率（9.8%～38%）较普通人群（2%～6.4%）明显升高，以鳞癌为主，其次是腺癌，再次是小细胞癌、大细胞癌或混合癌。流行病学显示 ILD 与肺癌的发生有着许多共同的高危因素，如吸烟、男性、高龄、职业及环境暴露等。吸烟作为肺癌的独立危险因素早已得到公认，而它作为慢性呼吸系统疾病已知危险因素中最重要的因素之一也得到广泛认同。吸烟是特发性肺纤维化（idiopathic pulmonary fibrosis，IPF）发病的重要环境危险因素，IPF 患者中有吸烟史者占 41%～83%，这种关联现象无论是在家族性 IPF 还是散发性 IPF 中均存在，吸烟能够导致肺内细胞因子、酶类合成分泌异常，从而促进成纤维细胞增殖，由此推断，吸烟可能是导致肺纤维化形成的重要促进因素。同时表明 IPF 与 LC 有着共同的风险因素，而对于其他 ILD 亚型，炎症和免疫抑制是最重要的特征。

（2）发病机制

①慢性炎症：持续的慢性炎症刺激会导致肺泡上皮细胞损伤、脱落、修复和再生，出现鳞状上皮不典型增生、化生、癌变。在纤维化肺中，反复发生上皮细胞损伤的部位会出现纤维母细胞迁移、增殖、分化和抗凋亡能力增强。这些过程在肺癌的发生中有十分重要的作用。这也可以解释为什么在 ILD 患者的肺泡灌洗液中发现了多种肿瘤标志物的升高，如癌胚抗原、鳞状细胞癌抗原、CA199等。癌胚抗原的升高可能反映了肺泡上皮细胞的过度增生和化生。有研究证明 ILD 患者中，CA199 显著增高，特别对于 IPF 患者来说，CA199 升高是疾病进展及预后不良的危险因素。②氧化应激：细胞中过氧化物的积累会对 DNA、细胞膜、细胞质蛋白造成不可逆

笔记

的损伤，而这些损伤与慢性炎症、肿瘤的发生密切相关。IPF 患者的肺组织存在慢性氧化应激损伤，由活性氧造成的氧化损伤导致细胞生理功能丧失，肺组织暴露在外界环境中，致病因素担当"二次打击"的角色，导致疾病易感性增加。参与氧化应激的因子 *Nrf2* 在 IPF 患者中的活化水平降低，导致机体氧化 – 抗氧化系统失衡，进一步放大 ILD 患者的炎症反应。同时，体内的某些解毒基因如 *EKAP1*、*NRF2* 等都会随着 Nrf2 活性的降低出现表达下调，促进肿瘤的发生。③遗传物质改变：*p53* 基因作为一种抑癌基因，其突变对肿瘤的发生有十分重要的作用。IPF 患者中存在支气管和肺泡上皮细胞 *p53* 基因的表达上调，加快了细胞的凋亡，和 IPF 的预后相关。miRNA 也参与了上皮间质转化的过程，特定的 miRNA 如 let7d 的表达缺失和肺癌、肺纤维化的发展密切相关。④信号传导机制：大量基础研究发现，细胞间的信号传导是肺纤维化与肺癌的共同传导通路。在细胞的连接蛋白中，肺纤维化与肺癌的连接蛋白 43 表达减少，提示连接蛋白 43 可能为肺纤维化与肺癌共同传导通路之一。另外，致癌通路 PI3K/AKT 及其拮抗剂 PTEN 也与肺纤维化的发病机制有关，具体机制仍需大量的基础研究证实。另外，相关研究发现，Wnt/β-cateninf 信号通路也参与肿瘤进展，同时在 IPF 中也起着至关重要的作用。此外，有证据表明 Wnt1 可诱导信号蛋白-1 是肺泡上皮Ⅱ型细胞增生的关键调节因子，同时也是抗纤维化治疗的重要靶点，并且是治疗肺纤维化合并肺癌有希望的靶点之一。最后，激酶控制的信号传导通路在肺纤维化与肺癌的靶向治疗中也是富有成效的。例如，最初用于治疗肺癌的药物尼达尼布，是一种多重酪氨酸激酶抑制剂，后来发现其细胞信号通路同时也参与 IPF 发病机制，说明尼达尼布不但具有抗癌效果，同时也具有良好的抗肺纤维化效果。进一步说明肺癌与肺纤维化具有共同的传导通路。

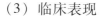

（3）临床表现

临床上，CTD-LC 多见于男性、年龄 >60 岁及吸烟患者，临床表现无特异性，表现为咳嗽、呼吸困难等，双肺可闻及 Velcro 啰音，查体可见杵状指，部分患者可出现痰中带血、声音嘶哑等。根据临床经验，对已明确诊断的 CTD 患者，当原有的咳嗽、咳痰、气促等症状加重，特别是出现咯血、胸痛等，应警惕并发肺癌的可能。

（4）实验室检查

肺功能异常主要为中至重度限制性通气功能障碍和（或）弥散功能障碍。CTD-LC 的影像学表现较 IPF 更为复杂，常表现为纤维化区域出现高密度结节影，可伴空泡征、分叶征、毛刺征及胸膜牵拉、局限性肺不张或胸腔积液，肿瘤多发生于双肺下叶，外周多见，可与纤维化部位重叠，也可出现在正常肺野。因其取材的局限性和病理表现的复杂性，病理诊断仍然是一个难点。现有研究资料表明，CTD-LC 的组织学类型以非小细胞肺癌最常见。既往认为鳞癌为最常见的病理学类型，但近年来腺癌和小细胞癌有明显的增加趋势，也可出现 2 种或 2 种以上的复合型肺癌。

近年来液体活组织检查也被频繁提及，所谓液体活检是指通过体液标本而进行的诊断分析，目前已经被报道用于液体活检的体液类型包括外周血、疾病状态下的胸腔积液、腹腔积液、脑脊液、尿液及唾液等。这些液体不断发生物质交换，其中可能存在肿瘤来源的核酸、蛋白及细胞，形成液体活检的基础。目前，液体活检作为 ILD-LC 非侵入性诊断工具的作用仍存争议，因为该技术对于检测晚期非小细胞肺癌中表皮生长因子受体突变的特异性 <60%，在疾病早期甚至更低。ILD-LC 中很少检测到表皮生长因子受体基因的突变，多变量分析显示表皮生长因子受体突变与无 ILD 独立相

笔记

关。在另一项涉及 ADC 患者的研究中证实 ILD 患者更常见的是 Kras 突变携带者。

（5）治疗

由于 ILD 的发展范围从良性浸润到致命性急性呼吸窘迫综合征不等，其生存率也有显著的差异。研究显示，特发性间质性肺炎合并肺癌患者予以化疗、放疗等抗癌治疗中或治疗后出现特发性间质性肺炎急性加重概率明显升高（22.7%），预后差。但如何避免选择加重 ILD 的药物及方法，目前尚未达成一致。

1）手术治疗

对于非小细胞肺癌早期患者建议早期予以手术治疗，但是对于 ILD 合并肺癌患者手术是否为有效的治疗措施目前尚有争议。多数研究显示 ILD 合并肺癌患者行手术治疗后，ILD 急性加重发生率明显升高，导致死亡率明显升高。研究显示术后 AE 风险增加与典型蜂窝征改变、高龄、肺癌晚期、术后未服用类固醇、术前发生感染、>4 个小时的手术、术前氧浓度高、实质切除范围和相关血容量变化较大相关。

2）化疗

目前，多数研究显示化疗可能增加 ILD 急性加重的发生风险，导致患者死亡提前，该类患者是否需积极化疗应持谨慎态度。对于该类患者的化疗，临床医师常陷入进退两难的境地。因此，对于 ILD 合并肺癌患者的化疗仍需进一步研究，以期为临床提供有效的化疗方案。

3）放射治疗

放射治疗在肺癌的治愈性及姑息性治疗中都起着重要作用，但是放疗在控制肿瘤病灶的同时，对周围肺组织也产生损伤。放射性纤维化就是放射性肺损伤的表现之一。对联合放疗和化疗的患者，

笔记

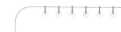

发生肺部损害的概率更高。因此对于 ILD 合并肺癌的患者目前尚无推荐使用放疗的报道。

4）靶向药物治疗

肺癌靶向治疗的特异性及有效性仍需进一步深入研究，治疗过程中的不良反应也是不容忽视的。研究表明，肺癌患者予以吉非替尼、厄洛替尼等靶向治疗过程中可能出现的肺纤维化，其机制目前尚不清楚，但是这些研究对 ILD 合并肺癌患者的治疗提供了一定的参考价值。靶向药物可能导致 ILD 合并肺癌患者的 ILD 急性加重，导致患者死亡提前。由于 ILD 患者大多合并鳞癌，对于鳞癌，目前尚无有效的靶向药物治疗。因此，对于 ILD 合并肺癌患者需谨慎使用靶向药物。

总之，目前对于 ILD-LC 的治疗缺乏有效的临床经验，对于 IPF 的治疗目前仍主张采用以抗炎为主联合免疫抑制剂的方案及抗纤维化治疗，但是疗效甚微或根本无效，几乎不能改变疾病的自然病程和患者的生存率。对于结缔组织病合并间质性肺病的治疗，主张针对原发病治疗，同时抗纤维化治疗。由于 IPF 患者均存在不同程度的肺功能受损，使得许多肺癌的标准治疗方案不能实施，尤其是许多化疗药物的应用受到明显限制；另一方面，抗癌药物会加快肺纤维化的进展。

🏥 专家点评

肺癌是 ILD 较为常见的并发症之一，对 ILD 患者应密切随访，必要时予以支气管镜检查及组织病理活检，做到肺癌早预防、早诊断、早治疗，提高患者的生活质量及预后。本例患者存在肌肉酸痛，肌酶升高，胸部 CT 提示间质性肺疾病改变，后期发现晕厥 5

次，伴意识障碍、小便失禁，持续时间约几秒，心电图提示三度房室传导阻滞，考虑结缔组织病并间质性肺病，同时累及心脏受损，经激素及免疫抑制剂、安装心脏起搏器等治疗后胸部影像学检查提示间质性改变好转。后期因出现咳嗽加重，复查胸部 CT 提示左下肺阴影并淋巴结肿大，肝脏占位性病变，后期行肝穿刺活检确诊为肝转移肺癌。行基因检测提示无 EGFR 等基因突变，行化疗后复查提示肺部原发灶及肝脏转移灶缩小，提示治疗有效，且在治疗过程中未发生 AE。但该病例的欠缺点在于未提供患者 ANA 谱、ANA3 谱、ANCA 谱及肿瘤标志物等检查结果。目前对肺纤维化合并肺癌的诊治仍无明显进展，且无论化疗、放疗、靶向药物等治疗均可能导致 AE，该患者无疑是幸运的，但可惜的是因个人原因放弃治疗而失访，未能观察到后期治疗效果及其生存期，是否后期出现 AE 尚未可知。化疗是晚期肺癌患者的主要治疗手段，但吉西他滨、紫杉醇等多种化疗药物均可引起药物相关性 ILD 及特发性肺纤维化急性加重，这也限制了特发性肺纤维化合并肺癌（idiopathic pulmonary fibrosis with lung cancer，IPF-LC）患者化疗方案的选择。铂类与第三代新药的联合化疗是晚期非小细胞型肺癌的标准一线化疗方案。Meta 分析发现，合并 ILD 的肺癌患者 1 年生存期低于非 ILD 患者的原因可能是由于间质性肺疾病急性加重的发生，而非化疗本身无效。放射治疗在控制肿瘤病灶的同时，对周围肺组织也会产生损伤，可能导致急性放射性肺炎或慢性肺纤维化，目前仍缺乏针对 IPF-LC 患者放疗方案的临床研究，无相关推荐指南。近年来靶向药物在肺癌的治疗中被提到了一个新的高度，然而厄洛替尼与吉非替尼治疗过程中均可能导致 ILD，对这类患者应慎用靶向治疗药物。新近研发的两种药吡非尼酮和尼达尼布，为 IPF-LC 患者的治疗带来了新的转机。吡非尼酮作为一种广谱的抗纤维化药物，可

笔记

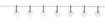

以抑制 TGF-β 刺激的胶原合成，减少细胞外基质，并阻止成纤维细胞增殖，从而延缓 IPF 的进展。已有多项研究证实围手术期服用吡非尼酮可以降低 IPF-LC 患者术后特发性肺纤维化急性加重的发生率。联合应用吡非尼酮和顺铂可以诱导肿瘤细胞和癌相关成纤维细胞的凋亡，而服用吡非尼酮可以明显降低 IPF 患者肺癌的发病率。因此，吡非尼酮可用于 IPF 患者肺癌的预防、减少围手术期 AE 的发生以及与化疗药产生协同作用。尼达尼布是一种针对血管内皮生长因子（VEGF）、成纤维细胞生长因子（FGF）及血小板源性生长因子（PDGF）受体的酪氨酸激酶抑制剂，最初是被研发用于治疗不同的肿瘤。鉴于 LUME-Lung 1 的研究结果，欧洲药品管理局于 2014 年 11 月批准尼达尼布联合多西他赛用于一线化疗失败的晚期肺腺癌患者。Ⅱ 期临床试验 TOMORROW 和 Ⅲ 期临床试验 INPULSIS-1、INPULSIS-2 证实了尼达尼布可以有效延缓 IPF 患者用力肺活量 FVC 下降、减少 AEIPF 的发生，并且是安全、可耐受的。基于此研究结果，美国食品药品监督管理局和欧洲药品管理局先后批准了该药用于 IPF 的治疗。结合尼达尼布双重抗纤维化、抗肿瘤作用，可以预测其在 IPF-LC 患者中的应用前景。此外，由于 IPF 与肺癌两种疾病在发病机制上存在很多共同通路，也为未来药物研发提供了更多有前景的治疗靶点。

参考文献

1. 郭天芳，王璞. 间质性肺病合并肺癌的治疗. 临床肺科杂志，2015，20（6）：1127 – 1129.

2. 刘澜涛，代光政，田翠丽，等. 多层螺旋 CT 在周围型肺癌和局灶性机化性肺炎鉴别诊断中的价值. 临床与病理杂志，2017，37（7）：1438 – 1444.

3. 卢兴时，仲毅，王小雷，等. 肺结节中肺癌与肺结核鉴别诊断的研究. 重庆医学，2019，48（20）：3469 – 3472，3476.

笔记

4. 熊晓静,刘晖. 间质性肺病合并肺癌的最新临床研究进展. 世界最新医学信息文摘,2019,19(32):19-20.

5. SONG D H, CHOI I H, HA S Y, et al. Usual interstitial pneumonia with lung cancer：clinicopathological analysis of 43 cases. Korean J Pathol, 2014, 48(1)：10-16.

6. IWATA T, YOSHINO I, YOSHIDA S, et al. A phase II trial evaluating the efficacy and safety of perioperative pirfenidone for prevention of acute exacerbation of idiopathic pulmonary fibrosis in lung cancer patients undergoing pulmonary resection：West Japan Oncology Group 6711 L (PEOPLE Study). Respir Res, 2016, 17(1)：90.

7. MEDIAVILLA-VARELA M, BOATENG K, NOYES D, et al. The anti-fibrotic agent pirfenidone synergizes with cisplatin in killing tumor cells and cancer-associated fibroblasts. BMC Cancer, 2016, 16(1)：176.

8. OTSUBO K, KISHIMOTO J, KENMOTSU H, et al. Treatment rationale and design for J-SONIC：a randomized study of carboplatin plus nab-paclitaxel with or without nintedanib for advanced non-small-cell lung cancer with idiopathic pulmonary fibrosis. Clin Lung Cancer, 2018, 19(1)：e5-e9.

9. OTSUBO K, OKAMOTO I, HAMADA N, et al. Anticancer drug treatment for advanced lung cancer with interstitial lung disease. Respir Investig, 2018, 56(4)：307-311.

026
肺癌合并机化性肺炎

病历摘要

患者，中年男性。主因"反复咳嗽、咳痰 1 年余，发热 1 周余"于 2019-01-06 入院。

患者家属代诉，患者 1 年前出现咳嗽、咳痰，咳少许白痰，无发热、咯血、盗汗等不适，至遂川县某医院行胸部 CT 检查，提示右上肺团块影，未予治疗。2018 年 4 月患者咳嗽症状加重，遂于 4 月 29 日在江西省遂川县某医院诊治，考虑"继发性肺结核，两肺涂片（－），复治，两肺感染"，予拉氧头孢抗感染，利福平、异烟肼、乙胺丁醇、吡嗪酰胺抗结核，自诉症状好转出院。后咳嗽症状反复，于 2018 年 7 月在上海市某医院诊治，右侧肺部阴影，行两

笔记

次肺穿刺活检未见恶性肿瘤细胞，诊断"两肺阴影：结核？肿瘤待排"，继续给予 HREZ 方案抗结核治疗（共抗结核治疗 11 个月）。1 周前患者畏寒、发热，未测体温，呈持续性发热，稍有咳嗽，干咳为主，伴疲乏、纳差、口腔疱疹，未予治疗，2 天前患者感胸闷、气促，体力明显下降，不能从事体力活动，至遂川县某医院就诊，行胸部 CT 检查示右上肺团块影，两肺多发斑片状影，为求进一步治疗，拟"肺部感染"收入院。既往体健，无特殊疾病及烟酒嗜好。

[入院查体]　体温 36.5 ℃，脉搏 103 次/分，呼吸 23 次/分，血压 108/59 mmHg。神志清楚，口腔黏膜溃烂，双肺呼吸音粗，双肺未闻及明显干湿性啰音及胸膜摩擦音。心率 103 次/分，心律齐，各瓣膜听诊区未闻及杂音、心包摩擦音，腹部平坦，无压痛及反跳痛，双下肢无水肿。

[辅助检查]　不同阶段患者胸部 CT 表现见图 26 - 1、图 26 - 2、图 26 - 3、图 26 - 4。

[诊断]　①肺部感染：细菌感染？结核？②肺癌？

[治疗]　2019-01-07 血常规 + C 反应蛋白：白细胞计数 4.72×10^9/L，中性粒细胞百分比 75.7%，淋巴细胞百分比 12.9%；C 反应蛋白 59.7 mg/L；降钙素原未见明显异常；ESR 37 mm/h；T-SPOT 阴性。血气分析：pH 7.5，PO_2 58 mmHg，PCO_2 29 mmHg，HCO_3^- 2.6 mmol/L（吸氧 2 L/min）。GM 实验 0.98，一般细菌涂片检查（痰）：未找到细菌，结核菌涂片检查（痰）：未找到抗酸杆菌，真菌涂片检查（痰）：未找到真菌，肾功能大致正常；电解质 I：钾 3.30 mmol/L；肌酶谱：天门冬氨酸氨基转移酶 96.27 U/L，乳酸脱氢酶 483.14 U/L，肌酸激酶 88.65 U/L；肝功能 I（11 项）：

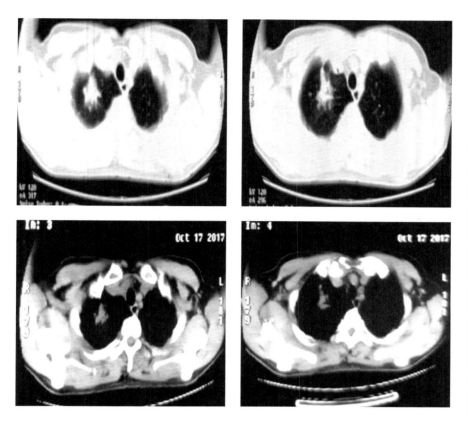

图 26 - 1　2017 年 10 月遂川县某医院
胸部 CT 提示右上肺结节影

总蛋白 46.12 g/L，白蛋白 26.78 g/L，总胆红素 27.64 μmol/L，直接胆红素 10.81 μmol/L，天门冬氨酸氨基转移酶 69.40 U/L，丙氨酸氨基转移酶 62.97 U/L，血脂九项：总胆固醇 3.09 mmol/L，甘油三酯 1.38 mmol/L，糖化血红蛋白正常，G 试验、ANA、ANA3、ANCA 等无明显异常。2019-01-08 乙肝六项：乙肝表面抗体 1.992（阳性），乙肝病毒核心抗体 0.302（阳性），输血四项未见明显异常。常规心电图检查：正常心电图。

电子支气管镜透壁活检病理诊断：（肺）少许支气管黏膜上皮脱落，间质纤维组织轻度增生，未见其他特殊改变。灌洗细胞分类

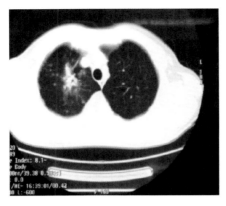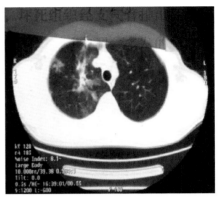
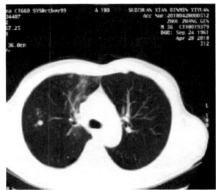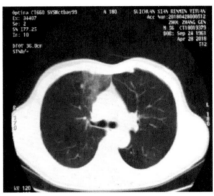

图 26 -2　2018-04-28 遂川县某医院胸部 CT：
在原病变基础上周边出现磨玻璃影

以及脱落细胞检查（细胞学号 T6044）：中性粒细胞（85%）、成熟性小淋巴细胞（8%）、组织细胞（2%）、表层鳞状上皮细胞（1%）、基底层细胞（1%），另见少量间皮细胞（3%），核增大，核仁突出，核膜不光滑，核浆比增大。特殊染色：抗酸染色（ - ）、PAS（ - ）、PASM（ - ），病理诊断：（肺泡灌洗液）查见少数异型细胞，癌不能除外。于 2019-01-18 行右上肺包块经皮穿刺肺活检病理：癌组织呈腺样排列，浸润性生长，细胞异型明显，提示腺癌（图 26 -5）。于 2019-01-20 行左下肺经皮穿刺肺活检病理：肺泡腔内见纤维素性渗出，间质纤维组织增生，慢性炎症细胞浸润，提示

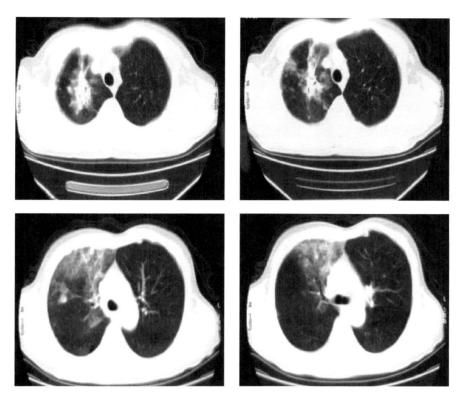

图 26 - 3　2018-12-08 遂川县某医院胸部 CT：原右上肺
结节影明显增大，磨玻璃影范围增大，局部实变

机化性肺炎（图 26 - 6）。

　　入院后予莫西沙星抗感染、低分子肝素抗凝治疗以及营养、支持治疗。治疗效果不佳。肺穿刺活检提示肺腺癌合并机化性肺炎，行 *EGFR* 基因检测提示 21 外显子突变，给予埃克替尼联合恩度抑制靶向治疗以及甲泼尼龙 30 mg 静脉滴注治疗。

　　最后诊断：①肺腺癌合并机化性肺炎；②Ⅰ型呼吸衰竭。治疗后复查胸部 CT 提示胸部 CT 提示两肺实变、磨玻璃病变明显缩小（图 26 - 7）。

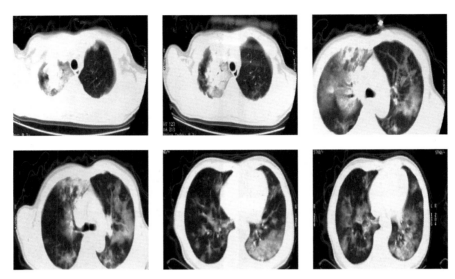

图 26 −4　2019-01-05 遂川县某医院胸部 CT：
两肺弥漫斑片状、磨玻璃影，右上肺团块影

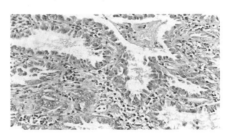

图 26 −5　右上肺包块肺穿刺活检病理：癌组织呈腺样排列，
浸润性生长，细胞异型明显，提示肺腺癌

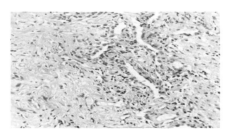

图 26 −6　左下肺经皮穿刺肺活检病理：肺泡腔内见纤维素性渗出，
间质纤维组织增生，慢性炎症细胞浸润，提示机化性肺炎

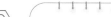

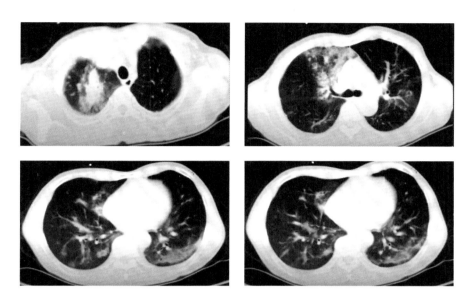

图 26 - 7　1 周后复查胸部 CT 提示两肺实变、
磨玻璃病变明显缩小

病例分析

1. 病例特点

①中年男性，既往无呼吸系统疾病病史，慢性起病，以反复咳嗽、咳痰，发热为主要临床表现，逐渐进展至呼吸衰竭。②查体：肺部体征少。③血常规 + C 反应蛋白：白细胞计数正常，中性粒细胞比例增高 75.7%，C 反应蛋白增高为 59.70 mg/L；胸部 CT 表现为右上肺进行性增大的团块影，两肺弥漫毛玻璃影及多发实变影。病理诊断：（肺泡灌洗液）查见少数异型细胞，癌不能除外。右上肺包块经皮穿刺肺活检检查提示腺癌，左下肺经皮穿刺肺活检病理提示机化性肺炎。行 *EGFR* 基因检测提示 21 外显子突变。④治疗：抗感染效果差，靶向治疗以及糖皮质激素治疗有效。

笔记

2. 疾病介绍

（1）肺癌

肺癌为起源于支气管黏膜或腺体的恶性肿瘤，肺癌的病因及发病机制尚未完全明确，但通常认为与吸烟、专业致癌因素（石棉、氡、砷、煤焦油等）、空气污染、遗传和基因改变、饮食与营养、电离辐射、其他诱发因素（结核、真菌、病毒感染、慢性阻塞性肺疾病）相关。肺癌分为小细胞癌和非小细胞癌，非小细胞肺癌分为鳞状细胞癌、腺癌、腺鳞癌、大细胞癌、类癌及肉瘤样癌等类型。其中肺腺癌是目前肺癌最常见的组织细胞学类型，腺癌一般起源于周围肺组织。虽然多数腺癌与吸烟有关，但在从未吸烟者、一生吸烟少于100根，以及曾中度吸烟并已戒的肺癌患者中，肺腺癌亦为最常见类型。因其发病率高，一直是肿瘤学、分子学、生物学、病理学、影像学及外科学的研究热点。

1）肺癌的临床表现

肺癌的临床表现与肿瘤大小、类型、发展阶段、所在部位、有无并发症或转移密切相关，其中5%~15%的患者无症状，仅在体检或影像学检查时发现，其余患者按症状发生部位分为：原发肿瘤、肺内肺外扩展、胸外转移及胸外表现。

①原发肿瘤引发的症状及体征主要包括：咳嗽、痰中带血或咯血、呼吸困难或喘鸣、发热、体重下降等。②肺内肺外扩展引起的症状及体征包括：声音嘶哑、胸痛、胸腔积液、上腔静脉阻塞综合征、Horner综合征、咽下困难等。③胸外转移引起的症状及体征：以SCLC居多，其次为未分化大细胞肺癌、腺癌、鳞癌，肺癌的转移方式为直接浸润、淋巴道或血道转移，最常见转移部位为肝脏、肾上腺、骨及脑。转移至肝脏、肾上腺常无相关症状，多表现为肝酶异常、行影像学检查时发现；转移至脑可无症状，也可表现为头

痛、恶心、呕吐和精神症状；转移至骨骼可引起骨痛及病理性骨折，非小细胞肺癌骨转移常有胸痛、骨痛、转移部位压痛以及血清钙、碱性磷酸酶升高，而小细胞肺癌骨转移以上症状不常见。④胸外表现是指肺癌非转移性胸外表现或称之为肺癌综合征，主要表现为：肥大性肺性骨关节病、异常促皮质激素综合征、抗利尿激素异常分泌综合征、神经系统副瘤综合征、高钙血症、类癌综合征、异常促性腺激素。

2）诊断

根据临床症状、体征、影像学检查和组织病理学检查做出诊断。肺癌的早期诊断具有重要意义，只有在病变早期得到诊断和治疗，才能获得较好的疗效。肺癌早期缺乏典型症状，对 40 岁以上人群，应定期进行胸部 X 线检查。出现肺癌原发症状或转移症状者及时做胸部 X 线检查或胸部 CT 检查，发现肺部有肿块阴影时，应首先考虑到肺癌的诊断，应做进一步检查，经过组织病理学检查明确诊断。

3）治疗

肺癌的治疗取决于癌细胞的类型、扩散程度和患者的身体状况。通常的治疗措施包括：手术、化疗、放疗和靶向治疗。对晚期肺腺癌来说，靶向治疗会变得越来越重要。高达60%的肺腺癌患者存在基因突变的发现，以及高效 EGFR 酪氨酸激酶抑制剂（TKIs）及其他靶向驱动突变和免疫检查点相关药物的开发，彻底改变了这种常见恶性肿瘤的治疗方式。*EGFR* 突变主要包括外显子 19 缺失突变、外显子 21 点突变、外显子 18 点突变和外显子 20 插入突变，最常见的 *EGFR* 突变为 *19LREA* 缺失和外显子 *21L858R* 突变，占所有病例 90% 以上。外显子 20 的 *T790M* 突变与 EGFR-TKI 获得性耐药相关。*EGFR* 的敏感突变包括 *19Del*、21（*L858R*、*L861*）、

笔记

18（*G719X*、*G719*）、*BIM*。现在我国已批准将三代 EGFR-TKI 用于突变阳性非小细胞肺癌，第一代药物包括厄洛替尼、吉非替尼和埃克替尼；第二代 ErbB 家族阻滞剂阿法替尼和达克替尼；第三代 EGFR TKI 是奥希替尼。目前几乎所有指南都推荐 EGFR-TKI 作为 EGFR 突变阳性的非小细胞肺癌的一线治疗方案。二线推荐之前未使用 EGFR-TKI 类药物的患者进行 EGFR-TKI 药物治疗。其他主要肺癌驱动基因如 *ALK*、*KRAS*、*ROS1*、*BRAF*、*RET*、*ERBB2* 等。*ALK* 融合基因可进行克唑替尼或艾乐替尼、色瑞替尼治疗，可显著延长肺癌患者 PFS，*KARS* 突变患者预后差，对顺铂 + 长春瑞滨的联合化疗和 EGFE-TKI 治疗无效。对于 *ROS1* 重排阳性的患者推荐克唑替尼一线用药，病情进展后可以进行化疗或 PD-1 的免疫治疗。对于 PD-L1 表达≥50%、*EGFR/ALK/ROS1* 阴性的患者，一线可以直接选用 PD-1 单抗 KEYTRUDA，治疗失败可换化疗。

（2）机化性肺炎

机化性肺炎（organizing pneumonia，OP）是指肺部的炎症由于多种原因未得到彻底治疗，而导致病变不吸收或延迟吸收，是多原因导致的肺组织损伤后的一种非特异性病理反应。其有许多病因，包括感染、药物、结缔组织病、吸入、过敏反应、肺梗死、胸膜病变、肿瘤放化疗、骨髓移植、器官移植等，称为继发性 OP（secondary organizing pneumonia，SOP），而找不到病因者称为特发性 OP，也称为隐源性 OP（cryptogenic organizing pneumonia，COP），属于特发性间质性肺炎的一种。OP 主要组织病理显示炎性细胞浸润、间质纤维组织及纤维母细胞增生，呼吸性细支气管、终末细支气管、肺泡管、肺泡内广泛的肉芽组织填充，可见 Masson 小体。

1）临床表现

OP 通常为亚急性起病，发病初期可有流感样症状，如发热、周身乏力等可表现为发热、咳嗽、咳痰、痰中带血、胸背痛等呼吸系统症状，严重者伴胸闷、气短、呼吸困难，极少数可表现为盗汗及关节痛等，也有无症状患者体检时发现。好发于中老年人，年龄多在 50~60 岁，无明显年龄差异，多为非吸烟者。多数 COP 患者肺部可闻及 Velcro 啰音，有时可闻及支气管呼吸音，发绀和杵状指少见。对于年老体弱感染患者，病灶持续不吸收的阴影考虑 OP 可能。

2）辅助检查

实验室检查：红细胞沉降率明显增快，超过 1/3 的患者大于 60 mm/h；部分患者白细胞轻至中度升高，并可有嗜酸性粒细胞增高；多数患者 CRP 增高，BALF 检查常表现为淋巴细胞增高，CD4$^+$/CD8$^+$ 降低。

肺功能：主要表现为限制性通气功能障碍和弥散功能降低，多数患者血气分析提示低氧血症。

影像学表现：①可表现为双肺斑片影，以外周带及支气管血管束周围分布为主，双下肺受累最常见，在实变影中可见支气管充气征及轻度支气管扩张。磨玻璃影偶尔可以成为机化性肺炎的主要表现，在这些病例中，其病灶分布趋向双侧性或随机分布。②机化性肺炎病例可表现为肺结节，约一半病例可见小结节（< 10 mm），通常沿支气管血管束分布；多发大结节（> 10 mm）较少见，可出现在约 15% 的病例中。肺结节可表现为边缘清晰，或毛刺状且边缘不规则，与肺癌相似。空气支气管征、胸膜凹陷、胸膜增厚以及肺实质带等表现可与结节合并出现。③其他影像学表现可包括胸膜下异常改变，称为小叶周围密度增高影和胸膜下线状影。小叶周围密度增高影在一些病例中是唯一的影像改变。它们表现为边界不清、弯曲或多角形的密影，主要分布在胸膜下区，累及二级小叶分隔结

笔记

构，即所谓的小叶周围区域。小叶周围密影比小叶间隔增厚影更厚、更不规则。胸膜下线状影在机化性肺炎中是较少见的影像表现，多位于两下肺，表示肺出现纤维化改变。

典型影像学检查示多发的双肺胸膜下或支气管周围炎性浸润形成的磨玻璃影、实变灶OP还与继发于支气管内阻塞的肺癌共存，通常位于阻塞远端，作为对梗阻后肺炎的反应。OP与肺部肿瘤共存，并且可以表现为肺实质的弥漫性或局限性阴影。

纤维支气管镜检查及支气管肺泡灌洗：患者的支气管肺泡灌洗液常可见淋巴细胞、中性粒细胞和嗜酸性粒细胞同时增加，淋巴细胞被激活，$CD8^+$上升，$CD4^+/CD8^+$比值常降低（$CD4^+/CD8^+ < 1$），有时可见到一些浆细胞和肥大细胞。研究发现，BALF的结果有助于明确引起OP的病因，并可用于排除感染性肺炎及恶性肿瘤。

病理：病理学改变表现为肺泡腔内肉芽组织栓。肉芽组织由成纤维细胞、肌纤维母细胞和疏松结缔组织构成。肉芽组织中可存在炎症细胞，尤其在疾病早期。肉芽组织可通过肺泡间孔从一个肺泡延伸到另一个肺泡。在空的肺泡腔内有大量的泡沫巨噬细胞。间质淋巴细胞、浆细胞浸润通常轻微，至多中度。细支气管受累时，细支气管腔内有相似的肉芽组织栓，并与肺泡的肉芽组织相连，细支气管壁炎症反应轻微。低倍镜下，病变呈斑片状分布，形态一致，以细支气管为中心延伸到邻近的肺实质，无明显纤维化或肺泡重构。

3）治疗

OP的治疗并不总是需要类固醇治疗，通过支气管镜切除肿瘤肿块、解除气道阻塞或手术切除肿瘤可以实现完全消退。但糖皮质激素为COP的有效药物，目前糖皮质激素的治疗剂量及疗程尚缺乏国际、国内统一标准，但多选择以下方案：初始治疗非重症COP：

笔记

以口服泼尼松 0.75 mg/（kg·d），4 周左右，然后 0.5 mg/（kg·d），4 ~ 6 周，此后根据病情逐渐减量至维持剂量 5 ~ 10 mg，注意减量至 20 mg 以下时易复发，应注意随访，总疗程 6 ~ 12 个月。对于病情较重患者，甲泼尼龙 2 mg/（kg·d）使用 3 ~ 5 天，然后改为泼尼松 0.75 mg/（kg·d），疗程及减量方案同上。一般糖皮质激素治疗 48 h 后可出现临床症状的改善，肺部浸润影多在数周后吸收、消散。复发时的治疗多从 20 mg/d 开始，2 ~ 3 个月后缓慢减量。

🏥 专家点评

　　OP 是一种弥漫性间质性肺疾病，常由感染、药物、结缔组织疾病、移植及胸部放射性损伤引起，病变累及细支气管远端、呼吸性细支气管、肺泡管及肺泡壁，其确切发病机制尚不完全清楚。临床上，OP 可表现为持续数周至数月的咳嗽、咳少量白痰、气短、呼吸困难及发热。本病例患者因"反复咳嗽、咳痰"就诊，胸部 CT 提示右上肺阴影，后出现双肺新发磨玻璃影，但在外院多次肺穿刺活检未见肿瘤细胞，考虑肺结核予以诊断性抗结核治疗近 1 年，此次出现新发症状发热、胸闷、气促及乏力症状至我院就诊，外院复查胸部 CT 提示右上肺结节增大，双肺磨玻璃影增多，部分实变，同时出现双下肺斑片影，我院血气分析提示 I 型呼吸衰竭，支气管镜肺泡灌洗液细胞学检查提示以中性粒细胞为主，见少许异形细胞。多次穿刺提示肺腺癌合并机化性肺炎，诊断过程耗时长，且后果严重。该病例给我们的启示是当肺部阴影在多次穿刺后未见肿瘤细胞的前提下，不能完全排除肿瘤的诊断，应在诊断性抗结核期间多次复查胸部 CT，一旦出现病灶增大或持续不吸收情况下再次穿刺活检，避免出现严重并发症，且当患者临床症状、体征、肺部影像学

笔记

不能用单一疾病解释时应考虑多部位穿刺。至今为止，机化性肺炎合并肺癌的病例报道并不多见，其具体机制仍待进一步研究。

参考文献

1. ALBERG A J, BROCK M V, FORD J G, et al. Epidemiology of lung cancer：Diagnosis and management of lung cancer, 3rd ed：American College of Chest Physicians evidence-based clinical practice guidelines. Chest, 2013, 143(5 Suppl)：e1S-e29S.

2. WANG S Z, LI J L. Second-generation EGFR and ErbB tyrosine kinase inhibitors as first-line treatments for non-small cell lung cancer. Onco Targets Ther, 2019, 12：6535 – 6548.

3. CORDIER J F. Cryptogenic organizing pneumonia. Clin Chest Med, 2004, 25(4)：727 – 738.

4. 沈蕾蕾, 于红, 刘靖, 等. 隐源性机化性肺炎的影像学研究进展. 实用放射学杂志, 2018, 34(1)：133 – 135, 154.

5. 张明, 范贤明. 隐源性机化性肺炎的研究进展. 临床肺科杂志, 2013, 18(1)：110 – 111.

6. 徐凌, 沈策. 机化性肺炎的研究进展. 国际呼吸杂志, 2007, 27(24)：1903 – 1906.

7. 张兆瑞, 李国保, 梁志欣, 等. 发热伴肺部阴影并不均是肺炎. 中华内科杂志, 2017, 56(8)：618 – 620.

8. FERGUSON E C, BERKOWITZ E A. Lung CT：Part 2, The Interstitial Pneumonias：Clinical, Histologic, and CT Manifestations. Am J Roentgenol, 2012, 199(4)：464 – 476.

9. ROMERO S, BARROSO E, RODRIGUEZ-PANIAGUA M, et al. Organizing pneumonia adjacent to lung cancer：frequency and clinico-pathologic features. Lung Cancer, 2002, 35(2)：195 – 201.

10. BAJAJ D, TODD N, HOSSAIN R, et al. Organizing pneumonia co-existing with carcinoid tumour：complete resolution with bronchoscopic tumour resection. Respirol Case Rep, 2019, 7(4)：e409.

027

两肺弥漫性肺疾病，
也可以是肺腺癌

病历摘要

患者，男，35 岁，主因"咳嗽 10 月余，加重伴痰中带血 10 天"入院。

患者诉 10 个月前无明显诱因出现咳嗽，为干咳，无发热、咯血、胸痛等不适，曾在当地医院治疗，查胸部 X 线片提示肺部感染，考虑肺结核可能，经抗结核等治疗后咳嗽症状稍好转，患者自行中断治疗，此后患者仍有咳嗽症状，晨起时明显，此次患者于 10 余天前咳嗽加重，伴有咳痰，为黄脓痰，带有血丝，感活动后胸闷。至当地医院就诊，行胸部 CT 示两肺多发弥漫分布小空洞影及小结节影，建议转上级医院进一步治疗。遂于今日就诊于我院门诊，拟"肺部阴影"收入我科。患者自起病以来，大小便正常，精

笔记

神、食欲一般，体重变化不详。既往体健，否认有高血压、糖尿病病史。患者为农民，长期从事泥工工作，否认其他系统疾病病史，否认吸烟史，否认家族及遗传病史。

[入院查体] 双侧颈部可触及数个肿大淋巴结，最大约 1.5 cm×2.0 cm，双肺呼吸音清，双肺未闻及明显干湿性啰音及胸膜摩擦音。心界不大，心率 70 次/分，心律齐，心音正常，各瓣膜听诊区未闻及杂音、心包摩擦音，腹软，无压痛、未触及包块，Murphy 征阴性，肝脾肋下未触及。

[实验室检查] 肿瘤三项：癌胚抗原 11.41 ng/mL，血 GM 试验 2.41，血常规、肝肾功能、乙肝六项、输血四项、ANA、ANCA、ANA 谱 3、肌钙蛋白、隐球菌荚膜糖试验、大小便常规等大致正常。

[辅助检查] 胸部增强 CT：左肺舌段较大厚壁空洞伴阻塞性实变，两肺弥漫性空洞小结节（不除外末梢细支气管弥漫性扩张），考虑为感染性病变可能性大，两肺门及纵隔淋巴结稍增大，建议结合组织学检查进一步明确（图 27－1）。

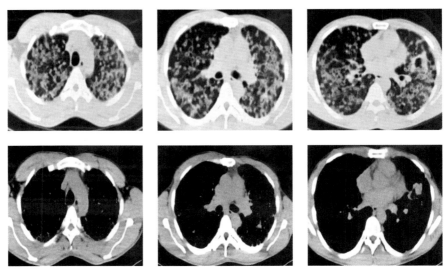

图 27－1　左肺舌段较大厚壁空洞伴阻塞性实变，
两肺弥漫性空洞小结节

电子支气管镜检查：镜下未见明显异常，支气管镜刷检痰抗酸染色、真菌涂片、细菌涂片均阴性，经支气管镜肺活检（TBLB）病理：（左肺下叶外基底段）送检肺组织肺泡间隔稍增宽，未见其他特殊改变。右侧锁骨上窝淋巴结穿刺术病理诊断：（右侧锁骨上窝淋巴结）考虑淋巴结反应性增生。

为进一步明确诊断，行 CT 引导下经皮穿刺肺活检：（左下肺）浸润性癌，待免疫组化检查后明确分类。病理：（左下肺）腺癌，免疫组化：癌细胞 TTF-1（＋）、NapsinA（＋）、CK7（＋）、PD-L1（－）、P40（－）、ALK-D5F3（－）、Ki-67 约 20%（＋）（图 27－2）。

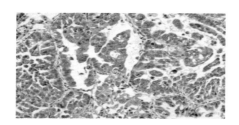

图 27－2　病理：肺腺癌

[诊断]　肺腺癌。

[治疗]　入院后经验性予左氧氟沙星抗感染、氨基己酸氯化钠注射液止血等治疗，明确诊断后拟进一步明确肺癌 TNM 分期，但患者及家属拒绝并出院。

病例分析

1. 病例特点

①中青年男性患者，既往无呼吸系统疾病病史；②慢性起病，以干咳及痰中带血为主要表现；③体检：双肺未闻及明显干湿性啰音、胸膜摩擦音；④实验室检查显示血常规、肝肾功能正常，血癌

胚抗原及 GM 试验均偏高；⑤胸部增强 CT 提示左肺舌段较大厚壁空洞伴阻塞性实变，两肺弥漫性空洞小结节；⑥支气管镜刷检痰抗酸染色、真菌涂片、细菌涂片均阴性；⑦CT 引导下经皮穿刺肺活检病理提示肺腺癌。

2. 诊疗思路

本例患者为中青年男性，否认吸烟史，慢性病程，表现为干咳及痰中带血，曾接受抗结核治疗无效，病情逐步进展。胸部 CT 表现为双肺广泛分布的空洞性结节影，结节大小不等，密度不均，分布不对称，结节间部分可相互融合成块，部分结节周边可有片絮状磨玻璃影或小片状实变影，左舌叶较大结节伴厚壁空洞。根据临床及影像资料，需要围绕弥漫性肺小结节并肺部空洞病变展开分析。

肺结节（pulmonary nodules）通常是指直径不超过 3 cm 的肺内类圆形病灶。多发性肺内结节常见于肺部感染、肺部肿瘤和少数肺部先天性异常等患者。CT 检查是肺内多发性结节诊断与鉴别的重要方法，通常按照"淋巴管周围结节、随机结节、小叶中心性结节"的分类进行分析。

（1）淋巴管周围结节

肺淋巴系统主要分布在以下 4 个特定部位：肺门旁的支气管血管周围间质、胸膜下间质、小叶间隔和小叶中央的支气管血管周围间质。伴有淋巴管周围结节的疾病以累及肺淋巴管或沿淋巴管播散为特征。其病理基础为肿瘤、各种原因的肉芽肿、纤维组织及淀粉样物质。最常见于结节病、癌性淋巴管炎和某些肺尘埃沉着病，罕见的疾病包括淋巴细胞性间质性肺炎和淀粉样变。例如，尘肺患者有长期粉尘接触史，病理检查可发现硅结节和弥漫性肺间质纤维化，CT 可显示密度较高，边缘清晰的粟粒样结节，多位于肺的周边部胸膜下，小阴影可以钙化，大的阴影少有空洞，多有灶周气肿。结节病多见于年轻人，病变多累及多个系统，如肺、浅表淋巴结、肝、脾、骨骼、皮肤等，伴有肺门和纵隔淋巴结对称性肿大，两肺见粟粒状、结节样、棉团样阴影，ACE 活性增高，Kveim 皮内试验阳性，对激素治疗效果较好。

（2）小叶中心性结节

主要见于累及小叶中心细支气管、动脉或淋巴管的疾病。典型的小叶中心性结节的特征是胸膜下不受累。在肺小叶水平，可见小叶中心性结节（或簇状结节）围绕小叶中央动脉分布，但不累及小叶间隔。位于小叶内或小叶中心的结节往往边缘不甚清楚，气腔结节边缘模糊不清，它可以表现为均一的软组织密度影，也可以表现为磨玻璃密度影，在气腔病变中小结节呈簇状或玫瑰花瓣样分布，也被称为腺泡结节，其病理基础为细支气管周围的气腔实变，常见于各种炎症，也见于出血和水肿。小叶中心性结节的鉴别诊断相当宽泛，包括各种不同病因和分类的疾病。肺泡癌是其中特殊疾病。肺泡癌结节影呈双肺弥漫性分布，但疏密不均，结节影密度均匀，边缘模糊，有融合倾向，病灶从粟粒到黄豆大小，分布于中下肺野内，中带为主，病变进展快，多伴有肺门淋巴结肿大和胸腔积液。

（3）随机结节

相对于肺组织结构或肺叶而言，随机分布的结节没有特定的分布区域，随机分布于小叶间隔、小叶中心、胸膜下等位置。最常见于血源性播散性疾病、粟粒性肺结核、真菌感染、淋巴管周围病变。例如，急性血行播散型肺结核两肺见大小、密度、分布"三均匀"的粟粒样结节，亚急性血行播散型肺结核结节大小、分布、密度多不均一。血行转移的肿瘤结节一般较大，以中下肺野周边部为主，轮廓清晰锐利，分叶、毛刺、胸膜凹陷征等肺结节恶性征象出现率低。

笔记

肺空洞是指肺内病变发生坏死，坏死组织经支气管排出后形成的病理性腔隙，分为虫蚀状、薄壁空洞、厚壁空洞。多发的肺部空洞性改变可见于感染及非感染性疾病。感染性疾病见于以下疾病。

①肺结核：30~40岁以下多见，常有低热、盗汗、乏力等结核中毒症状，病灶常位于上叶尖后段及下叶背段，CT扫描多表现为结核结节内的裂隙状、新月形及类圆形空洞，边缘部分清楚或部分模糊；洞壁厚薄不一，空洞内壁多规则光整（92.7%），多数病变无内壁结节及分隔，洞壁多无强化，仅少数洞壁有轻度强化；此外，其他肺野内小叶中心性结节及树芽征改变，有助于肺结核的诊断。结核肺内多发小空洞特点为每个空洞一般具有单发结核空洞的特点，如空洞偏向肺门侧，有引流支气管，周围有卫星灶，肺内其他部位合并斑点及条索状影像，病变密度不均匀，可有钙化灶。②多发肺脓肿：多在吸入性肺炎3~10天后，咳脓臭痰，量较多，肺部闻及啰音，胸部CT示空洞均匀或不均匀，空洞壁较厚，洞内可见液平。③肺真菌感染：胸膜下多见，常累及胸膜，厚薄不一，内壁不规则，常伴有实变、结节、晕征及空气新月征，可合并片状及模糊的结节影像，动态变化较快。④肺吸虫病：一般为壁薄较大空洞，单房或多房性，周围可有条索和斑片影。

非感染性疾病最常见于肿瘤。①肺内转移性肿瘤：肺内转移性肿瘤内多发空洞在各个部位的分布大致相同，可位于胸膜下，支气管血管束周围和肺实质内，病灶大小不一，密度较为均匀，周围无卫星灶，亦无引流支气管。结节性空洞样肺转移是恶性肿瘤血行肺转移的特殊X线表现，据文献报道，其发生率为4%~9%，其成因尚不完全明确，可能与鳞癌中心角化物排空、腺癌黏液样变后黏液排空、肿瘤血供不足引起坏死、肿瘤继发脓肿、化疗等因素有关。原发肿瘤主要为鳞状细胞癌及腺癌，其中鳞状细胞癌以男性头颈部与女性生殖器肿瘤多见，腺癌主要来自结肠及乳腺癌。相比原发肺癌空洞壁厚而不规整，转移瘤结节则多为薄而规则，大多数可发现原发灶或有肿瘤病史。②原发性肺腺癌：主要是指细支气管肺泡癌可表现为弥漫性肺结节及弥漫的薄壁小空洞（沿支气管分布的多个薄壁小空腔）。肺腺癌也可发生空洞型肺内转移，可经血行、淋巴道或混合型途径。③肺淋巴瘤：也可发生空洞病变，病变为多发性，大小不一，为薄壁或厚壁空洞。有报道转移性肉瘤（特别是来源于骨骼系统）也可出现空洞。

除肿瘤之外，也见于其他非感染性疾病。①血管脓毒性栓子：可表现为多发空洞合并多发结节和楔形影像，有的空洞可较小，可见空洞与供血的血管相通。②韦格纳肉芽肿：病灶可单发也可多发，病灶多见于两肺下叶，也可位于肺尖，且肺外带好发，周围可见晕轮征，结节内可发生空洞，洞壁厚薄不一，洞内可见液平，肺内病灶可呈"游走性"。常合并鼻旁窦、鼻腔、肾脏病变。③组织细胞增多症 X 及淋巴管肌瘤病：常表现为累及多个部位、多发大小不等的囊状影及结节影，结节可有或无空洞，易与其他疾病鉴别。

本例 CT 表现为双肺广泛分布的薄壁空洞性结节影，大小不等，密度不均，分布不对称，呈随机分布，结节间部分可相互融合成块，部分结节周边可有片絮状磨玻璃影或小片状实变影，左肺舌段见较大厚壁空洞。根据 CT 所示的左舌叶空洞病灶，需考虑为原发病灶，双肺弥漫囊性病变，需考虑肺腺癌肺内囊性转移瘤，通过血行转移或淋巴管及支气管肺内转移的可能性亦不能排除。

3. 疾病介绍

肺癌是世界上最常见的恶性肿瘤之一，目前其发病率和死亡率均居世界首位。肺癌主要分为非小细胞肺癌（non-small cell lung cancer，NSCLC，约 85%）和小细胞肺癌（small-cell lung cancer，

SCLC，约 15%）。肺腺癌发病率逐年增长，已经成为 NSCLC 中最常见的亚型，几乎占全部肺癌的 50%，且总体生存率较低。国际肺癌研究协会（International Association for the Study of Lung Cancer, IASLC）等组织于 2011 年推出非典型腺瘤样增生（癌前病变）、原位腺癌、微浸润腺癌、浸润性腺癌与浸润性腺癌变异型等新的肺腺癌分类法，该分类法更加符合现代肺腺癌发现规律，也体现了影像、病理和外科等多学科相结合的特点。随着临床病例积累，逐渐发现少数在 CT 上表现为囊腔影的肺癌患者，其中大部分为肺腺癌，有文献描述为含囊腔肺癌或囊腔类肺癌，发病率约为 3.6%。

迄今为止，关于囊腔类肺癌与肺癌伴囊腔的概念尚无明确的定义。但近年来陆续有学者对该特殊类型肺癌进行了描述和报道，如 Sugimoto 等描述该类病灶为薄壁空洞性肺癌（thin-walled cavitary lung cancer）；Lan 等定义该类病灶为薄壁囊腔性肺癌（1ung cancer presenting as thin-walled cysts）；也有直接借鉴囊性肾癌定义为"囊性肺癌"。癌性空洞与空腔实际上是两个不同的概念。空洞是指病变组织液化坏死后经支气管排出后，空气进入而形成，空腔是指生理性腔隙的病理性扩大。然而在胸部 CT 上，两者大多难以区分。总之，囊腔类肺癌是一种以薄壁囊腔为主要表现或肺癌实性病灶继发囊腔的特殊类型肺癌，通常要求囊壁厚度≤4 mm，且≥3/4 囊壁。薄壁空洞性肺癌是癌组织坏死并经支气管排出后形成的，影像学将囊性且 75% 以上囊壁厚度 <4 mm 的肺癌定义为薄壁空洞性肺癌。

囊腔形成的病理机制尚未十分明确。有学者认为可能与肿瘤坏死物的咳出、原有囊腔或肺大疱的侵袭性扩大，以及狭窄支气管的活瓣作用有关。既往研究表明，囊腔形成的病理基础大致分为 2 类，第 1 类为实性腺癌的肿瘤坏死形成不规则薄壁囊腔，囊腔壁由坏死组织、肿瘤组织及部分纤维组织构成。第 2 类为肿瘤沿肺泡间隔生长，如肺泡细胞癌，肿瘤破坏肺泡间隔，肺泡壁破坏、融合，或肺泡腔扩大，形成类似气肿样改变，肿瘤部分区域呈蜂窝状，间隔为纤维血管组织，上皮衬里为肿瘤细胞。但王绪等认为囊腔形成的原因为癌细胞沿着肺泡壁、支气管壁及肺间质直接扩散，导致支气管变窄，而肺泡壁及支气管壁结构未见破坏。也有学者认为原发性肺癌可与肺囊性病变同时并存。由于患者的体质、先天因素或后天致病因子（如吸烟）均可导致肺囊性变，病变部位通气不足致使致癌物质沉积而发生癌变；致癌物质可抑制抗弹性蛋白酶活性，导致肺泡间隔破坏而促进肺囊性变。Peabodym 描述 1 例起源于肺囊肿壁上的肺癌，病灶初为囊壁的结节影，随着病变的进展，囊壁上的结节不断增大，占据囊腔的一部分或大部分。亦有学者认为，肺囊腔样变可能的发生机制除了肿瘤中心坏死、肿瘤细胞浸润支气管壁形成"活瓣"阻塞支气管、肿瘤细胞直接破坏肺泡壁、肿瘤与既往已有的囊腔、大疱或蜂窝样病变共存之外，还可能与肿瘤细胞分泌的黏液贮存在肺泡腔致肺泡壁破裂、肿瘤细胞自体吞噬作用及肿瘤本身的囊腔样生长行为等有关。有关该类型肺癌囊腔产生的详细病理机制和组织学构成尚有待于进一步深入研究。

参照 Mascalchi 等研究，首先对此类病灶分型，共分 4 型：Ⅰ型结节位于腔外，Ⅱ型结节位于腔内，Ⅲ型囊腔壁呈环形增厚，Ⅳ型为多房囊腔与结节混合型。另据文献报道，根据密度组成不同，将该类肺癌分为 4 型：Ⅰ型，囊腔为主型；Ⅱ型，囊性与磨玻璃密度影混合型；Ⅲ型，囊性与实性密度影混合型；Ⅳ型，囊性与磨玻璃、实性密度影混合型。归纳囊性肺癌 CT 征象包括：①囊壁薄；②蜂窝征；③磨玻璃征；④血管穿行征、支气管穿行征；⑤具有肺癌的常见征象，如分叶征、毛刺征、胸膜凹陷征。

专家点评

　　不同疾病之间多发性结节、空洞影在形态、分布等方面有细微的差异，要抓住其影像学特征，结合患者年龄、生活史及基础疾病进行综合判断，并积极获取组织病理学诊断，避免误诊。肺癌不典型表现给诊断带来一定的困难，尤其是薄壁空洞性肺癌及囊变性肺癌，其病理基础及形成机制复杂，不同的形成机制可有相似的影像表现。大片实变影或磨玻璃影中出现的空洞性、环形或囊性病变（包括支气管气相）多见于肺腺癌。肺腺癌及其肺内转移病灶可表现为双肺多发性空洞影，空洞呈多样性，从薄壁的囊腔样空洞、环形空洞到不规则的厚壁空洞均可见到，本例恰恰是一例典型病例。

参考文献

1. TRAVIS W D, BRAMBILLA E, NOGUCHI M, et al. International association for the study of lung cancer/American thoracic society/European respiratory society international multidisciplinary classification of lung adenocarcinoma. J Thorac Oncol, 2011, 6(2): 244 – 285.

2. MASCALCHI M, ATTINÀ D, BERTELLI E, et al. Lung cancer associated with cystic airspaces. J Comput Assist Tomogr, 2015, 39(1): 102 – 108.

3. LAN C C, WU H C, LEE C H, et al. Lung cancer with unusual presentation as a thin-walled cyst in a young nonsmoker. J Thorac Oncol, 2010, 5(9): 1481 – 1482.

4. 张贵根, 赵振亚, 黄求理. 囊性肺癌的 CT 分型及影像学特征分析. 现代实用医学, 2018, 30(12): 1634 – 1636, 1718.

5. 高峰, 彭荣华, 黄永穗, 等. CT 鉴别诊断囊变肺癌与薄壁空洞性肺癌的研究. 中国当代医药, 2019, 26(3): 87 – 89.

6. 代平, 刘勇, 何其舟, 等. 囊腔类肺癌 MSCT 征象与病理类型的相关性分析. 中国医学计算机成像杂志, 2018, 24(6): 474 – 478.

笔记

028

空洞、实变、磨玻璃影：
肺腺癌

病历摘要

患者，男，69 岁。主因"上腹闷痛伴咳嗽、咳痰 1 月余"入院。

患者入院前 1 个月因受凉出现发热，伴上腹部闷痛、咳嗽、咳痰，疼痛呈间歇性，可自行缓解。后于 2018-02 就诊于外院，经检查诊断为：肺真菌感染、肝囊肿，具体治疗经过不详，患者上腹痛伴咳嗽无好转，后为进一步诊治，门诊拟"肝占位性病变"收入肝胆外科住院。患者自起病以来，精神食欲尚可，大小便正常，体重无明显改变。2 年前因"肝胆管结石"行肝叶部分切除术、胆囊切除术。否认烟酒嗜好。

笔记

249

[**入院查体**]   体温 36.8 ℃，脉搏 76 次/分，呼吸 20 次/分，血压 140/70 mmHg。神志清楚，全身浅表淋巴结未触及肿大。两肺呼吸音清晰，未闻及明显干湿性啰音。心率 76 次/分，律齐，各瓣膜听诊区未闻及病理性杂音。腹平软，无压痛、反跳痛，肝、脾肋下未触及。双下肢未见水肿。

[**实验室检查**]   血常规(2018-03-09)：白细胞计数 8.62×10^9/L，红细胞计数 5.07×10^{12}/L，血红蛋白 159 g/L，血小板计数 289×10^9/L，中性粒细胞百分比 71.6%。D-二聚体、凝血四项、C 反应蛋白、红细胞沉降率。肿瘤指标：AFP 正常，CEA 5.86 ng/mL，CA199 248.53 U/mL，CA125 35.7 U/mL。肝功能 ALB 32.37 g/L，胆红素、转氨酶水平均正常。ANA、ANCA、GM 试验、G 试验、隐球菌乳胶凝集试验均阴性。

[**辅助检查**]   肝胆胰脾 MRI + 增强 + 水成像：肝左叶肝内胆管结石并胆管扩张，肝周腹膜增厚强化，炎性反应？随访。肝部分切除术后，胆囊术后。肝多发囊肿；左肾多发囊肿。所示两肺内斑片影，感染？胸部 CT：两肺多发病变，感染？建议短期治疗后复查排除其他病变。肺气肿。肝内多发低密度结节，建议进一步检查（图 28－1）。肠镜结果：（横结肠）管状腺瘤，腺体轻度异型。

[**诊断**]   ①肺腺癌；②肝切除术后；③结肠息肉。

[**治疗**]   入院后经肝胆外科诊治，未见肝脏病变，肠镜结果提示结肠息肉。故拟"肺部真菌感染"转入呼吸内科。转入后于 2018-03-19 行 CT 引导下经皮穿刺肺活检术。术后病理提示肺腺癌（浸润性黏液腺癌）。免疫组化：癌细胞 CK7（＋），TTF1（－），NapsinA（－），CK20（－），CDX2（－），Villin（－），Ki-67 约70%。患者诊断明确后，拒绝进一步诊治，自动出院。

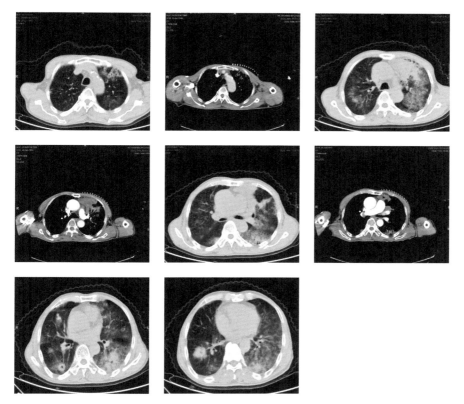

图 28 − 1　影像学检查结果

病例分析

1. 病例特点

①老年男性，慢性病程，无吸烟史；②以反复上腹闷痛伴咳嗽、咳痰为主要临床表现；③实验室检查：白细胞计数、C 反应蛋白、红细胞沉降率、G 试验、GM 试验、乳胶凝集试验等感染性指标无升高，肿瘤指标 CEA 轻度升高；④胸部 CT 提示双肺多发结节、实变影，结节内空洞形成，周围斑片状磨玻璃影；⑤经皮穿刺肺活检病理：肺腺癌。免疫组化：癌细胞 CK7（＋），TTF1（−），NapsinA（−），CK20（−），CDX2（−），Villin（−），Ki-67 约70%。

笔记

2. 诊疗思路

本病例胸部影像学表现具有一定的特征性，主要表现为双肺弥漫性、多形态改变（结节、空洞、团块实变、斑片状、弥漫磨玻璃影等）。诊断及鉴别诊断的要点在于影像学的分析及鉴别。结合病史资料，本病例重点鉴别肺炎、肺结核、真菌性肺炎（肺隐球菌病、曲霉菌等）、机化性肺炎、血管炎及淋巴瘤等疾病。

（1）肺炎

起病多急骤，表现为寒战、高热、胸痛、咳嗽、咳痰，实验室检查血白细胞及中性粒细胞增高，抗生素治疗短期内好转或痊愈。肺炎的病理基础为炎性渗出物充填肺泡及细支气管腔。故影像表现以沿肺叶、段解剖结构分布为主要特征，可见斑片实变影、磨玻璃影等。当肺炎吸收不全或迁延不愈少数呈肿块状改变。某些病原体感染如金黄色葡萄球菌、链球菌、肺炎克雷伯杆菌等引起的肺炎可以形成空洞，多在肺炎液化、坏死形成空洞（斑片状影内环形透亮区）。本病例非急性起病，缺乏发热等急性全身感染中毒症状，外周血白细胞、CRP 等炎症指标均未见升高，不支持细菌性肺炎。此外，尽管本例病变沿支气管分布，但多种形态并存影像表现，难以用非特异性感染解释。

（2）肺结核

常表现为多形态、多部位病变，上叶尖后段及下叶背段为其好发部位。文献报道弥漫性浸润性肺结核并不少见，实变、磨玻璃、结节、空洞、网格影等多形态，多叶、多灶性、弥漫性分布可见于继发性肺结核。其中，树芽征是诊断肺结核非常有价值的影像征象，提示结核杆菌沿支气管播散；结核空洞，多为薄壁空洞，可见有引流支气管与之相通，常伴卫星病灶。本例影像表现易误诊为肺结核，但本病例缺乏树芽征，空洞不似结核空洞，影像表现不符合结核。

（3）肺隐球菌病

起病隐匿，与肺癌，尤其是肺泡癌在许多方面类似，故在鉴别诊断时通常有一定的难度，临床误诊率较高。其影像学特点包括单发、多发结节，肺叶或肺段及亚段实变、片状浸润影以及弥漫混合病变。结节肿块型为最常见的影像表现。病灶多位于胸膜下，形态可不规则，但边界较清晰，可融合呈团块实变影，病灶周边可见晕征，伴有局限性胸膜增厚或空洞。本例主要表现为边缘模糊不清的肺段或肺叶实变，边缘或邻近的肺组织磨玻璃样改变，多发大小不等的结节，边界模糊，结节边缘不规则，可见分叶征、毛刺征，在结节中央见卵圆形低密度区又称空泡征等恶性征象，因此更倾向恶性疾病。此外，表现弥漫性病变的肺隐球菌病患者往往存在免疫抑制，本例患者为免疫健全人群，不支持真菌感染。

（4）曲霉菌感染

肺曲霉病的组织学、临床和影像学表现与该霉菌的毒力及宿主的免疫反应有关，其中侵袭性肺曲霉病（IPA）易感人群多为有严重免疫抑制疾病或肺部慢性基础疾病患者，病理改变呈急性广泛坏死性出血性肺炎，曲霉侵袭并破坏肺小血管和（或）支气管而引起出血性肺梗死，胸部 CT 可见特征性改变，疾病早期可见晕征（约1 周），即环绕病灶周围的磨玻璃样环状阴影，随后出现楔形阴影，空气新月征或空洞出现较晚（2 ~ 3 周），可多种病变性质共存，既有渗出性病变也有小中结节病变或细支气管病变，确诊需病原学或组织病理。

（5）肉芽肿性血管炎

为系统性疾病，发病可急可缓，临床常表现为鼻和副鼻窦炎、肺病变和进行性肾衰竭。病理上以血管壁炎症及肉芽肿形成为主要特征，具有"三多一洞"的特点，即多形性、多发性、多变性和空洞。其典型 CT 表现一般为肺内多发斑片状影，球形实变，多发结节或肿块，常伴薄壁空洞形成。结节多呈多发性分布于双肺内，散在，且离胸膜较近，大小多不等，密度多不均匀，边缘清晰或模糊，分叶和毛刺征少见。较大的结节、片状浸润病灶以及楔形病灶内，常常可见空洞形成，其空洞与其他病变相比，壁较薄，且可形成"环状空洞"，空洞中央可见结节，即为具特征性的"孤岛征"，一般无纵隔及肺门淋巴结肿大。本例患者缺乏多系统表现，未见肾损害，影像上缺乏 GPA 特征性表现，且 ANCA 阴性，故可基本除外。

（6）隐源性机化性肺炎

亚急性或缓慢起病，首发流感样表现，临床表现为渐进性呼吸困难、咳嗽、咳痰、发热、乏力等症状，其他如体重减轻、肌肉酸痛在病程中亦可见；查体可闻及湿性啰音或爆裂音；ESR、PCT、CRP 升高，肺功能受限；胸部 CT 表现多样，最常见双肺斑片影，以外周带及支气管血管束周围分布为主，实变影、磨玻璃样改变、铺路石征、空气支气管征、肺结节、胸膜凹陷、胸膜增厚、环状珊瑚岛征和反晕征，病灶可"游走"。病理学光镜下表现为肉芽结节样组织填塞肺泡腔，肉芽组织由成纤维细胞、肌纤维母细胞和疏松结缔组织构成，与肿瘤病理截然不同。

（7）原发性肺淋巴瘤

最常见类型是肺黏膜相关淋巴组织（MALT 淋巴瘤）。其好发于中老年人，病情发展相对缓慢，临床主要表现为反复咳嗽、气促、胸痛、发热、体重减轻等，缺乏特异性，少数体检或因其他疾病检查时偶然发现。影像表现常见实变、肿块、小结节；实变是肺 MALT 淋巴瘤最常见的 CT 表现，表现为肺叶、肺段、亚段多发实

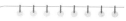

变，密度较为均匀，增强后轻中度均匀强化，内见强化血管影。充气扩张支气管征是本病较有特征性的表现，其病理基础为肿瘤起源于肺间质，肿瘤跨越或沿支气管壁生长，使原有支气管壁不被侵犯破坏而保留，因此在实变区域能显示含气支气管，且能达病灶边缘，管腔不狭窄，反而轻度扩张，增强均匀轻度至中度均匀强化。然而肺腺癌由于是癌组织附壁式生长侵犯支气管壁，因此在 CT 上形成"支气管枯树枝征"，这与 MALT 的肺实变影像有所不同。

本病例中患者为老年男性，起病隐匿，以反复上腹闷痛伴咳嗽、咳痰为主要临床表现，无明确全身感染中毒症状，各项炎症指标及病原学检查均阴性，临床特点不支持感染性疾病，肿瘤标志物升高提示恶性疾病可能，最终肺穿刺病理证实肺原发浸润性黏液腺癌。

3. 疾病介绍

概念：原发性肺黏液腺癌（primary pulmonary mucinous adenocarcinoma，PPMA）是非小细胞肺癌（non-small cell lung cancer，NSCLC）中肺腺癌的一类亚型，发病率低，其代表了所有分泌黏液肺腺癌的亚型，包括原位型黏液腺癌（mucinous adenocarcinoma insitu，M-AIS）、微浸润型黏液腺癌（mucinous minimally invasive adenocarcinoma，M-MIA）、浸润型黏液腺癌（invasive mucinous adenocarcinoma，IMA）、实体为主伴黏液分泌型腺癌（solid predominant with mucin production，SA）以及胶样癌（colloid carcinoma）。2011 年 2 月国际肺癌研究学会等多学科联合发表肺腺癌的新分类中，对肺腺癌的分类做了重大改进，决定不再使用细支气管肺泡癌（bronchioloalveolar carcinoma，BAC）混合型腺癌的名称。新分类中将原黏液亚型的细支气管肺泡癌独立出来，重新命名为浸润型黏液腺癌。浸润型黏液腺癌主要是由杯状细胞构成

笔记

的癌，生长方式仍是以贴壁生长为主，组织学特点是肿瘤细胞为高柱状细胞伴有位于基底部的细胞核和顶部丰富的黏液胞质，细胞异型性小，经常表现为大量细胞分泌黏液扩散至周边肺泡内。

　　临床表现：该肿瘤多发生于成年男性，年龄为 40～68 岁，有咳嗽、咳痰、咯血、胸闷、胸痛、气短等症状，由于 PPMA 的癌细胞可以产生黏液，其临床表现可为长期反复咳白色黏液痰，此症状可以是其唯一的表现。因其无明显特异性，早期容易误诊为结核、肺炎及其他肺内疾病，造成病程的拖延，甚至转移而预后差。既往文献 PPMA 多以胶样癌和黏液型细支气管肺泡癌报道。由于概念没有完全统一，所以报道的可能不是同一种亚型，其预后有所差异。

　　影像学表现：浸润型黏液腺癌在影像学上也具有其独特特征，弥漫性肺实变累及多个肺叶或是双肺常见的影像学表现，经常会被误诊为局限性肺炎。其特征的影像表现与其病理基础相关。此类型癌细胞生长或扩散方式主要有以下几种：①癌细胞沿肺泡壁匍匐生长；②癌细胞和黏液在小叶中心、腺泡腔中完全充填并可能在间隔内成簇生长；③癌细胞及其分泌的黏液大部分或完全充填肺泡腔并沿肺泡孔及细支气管播散、蔓延；④在肺泡腔完全充填的基础上可见充气支气管、纤维增生所致的牵拉性支气管扩张及部分扩大的肺泡腔；⑤除有上述可能的病理改变外，可见病灶周围有炎性渗出物及血细胞充填。这些特征性的病理变化与 BAC 非常相似。因此，影像表现具有不少 BAC 的特征表现：①病变区内密度不均，呈蜂房状气腔，即形成 CT 影像上的"蜂房征"；②支气管枯树枝征；③癌细胞分泌过量黏液，当肺泡腔内黏液和气体混合存在时，实变区密度低，呈毛玻璃样改变，CT 表现为"磨玻璃征"；④支气管血管的结构不变，可见到其中相对高密度的隐约血管影，CT 上可表现为"肺血管造影征"；⑤两肺弥漫分布的斑片状及结节状影。本

笔记

病例影像表现具有一定特征性，呈现弥漫性、多形态表现，可见弥漫分布的斑片状及结节状影、肿块空洞影、磨玻璃影，且病变区内密度不均，呈蜂房状气腔，即形成 CT 影像上的"蜂房征"，实变影及肿块影中出现"支气管充气征"以及具有分叶、毛刺、空泡征等恶性征象的肺结节，影像符合弥漫型 BAC，也符合浸润型黏液腺癌。但黏液腺癌一般多见于消化道，且可转移到肺部，所以在诊断时应注意有无消化道肿瘤，结合患者临床表现和腹部 CT，胃镜、肠镜排除是否有胃肠道肿瘤。PPMA 血清肿瘤标志物中 CEA、CA125 可升高。为更好确诊黏液腺癌的原发部位，在行病理活检时，同时行免疫组化。原发性肺黏液腺癌病理免疫组化 CK7、CK20、15% TTF-1 阳性、8% NapsinA 阳性，MUC2 阴性，胃肠转移性黏液性腺癌病理免疫组化 CK20、Napsin A 阴性，本例患者免疫组化结果符合原发性肺黏液腺癌。

治疗：与其他亚型腺癌相比，浸润型黏液腺癌组织无明显中心纤维化，胸膜浸润、肺内和淋巴结转移发生频率也较低，病理分期一般属于 I 期。手术是目前主要的治疗方式。因浸润型黏液腺癌具有多源性，故解剖性肺叶切除术加系统淋巴结清扫仍是首选的标准术式。尽管 III、IV 期的晚期患者很常见，但其治疗手段却很受限。研究发现其对标准细胞毒化疗方案反应较差。因为缺少大数据的研究，目前还没有专门针对 PPMA 的化疗标准，一般认为与普通肺腺癌一样，可在铂类基础上联合其他药物的化疗。根据基因突变情况可考虑靶向药物治疗。肺腺癌的前瞻性试验表明 PPMA 较非 PPMA 对于 EGFR-TKI 治疗反应更差。Ichinokawa 等报道浸润型黏液腺癌 KRAS 突变率高。Kadota 等证明具有 KRAS 突变的浸润型黏液腺癌中，单一的黏液形态结构比黏液非黏液混合型形态结构较多见。KRAS 是位于 EGFR 信号途径下游的一个分子，与 EGFR 突变相反，

KRAS 突变的出现意味着 EGFR-TKI 治疗 EGFR 突变的患者反应性差、耐药。此外，SA 比其他亚型有更高的 ALK 重排率，可以受益于 ALK 抑制剂克唑替尼的治疗，从而延长生存期、提高生活质量。因此，分子靶向治疗在治疗晚期 PPMA 患者中仍然扮演了一个重要角色。

专家点评

PPMA 是肺腺癌的一种亚型，发病率低，多见于成年男性，其临床表现无特异性，容易误诊为肺内的其他疾病。不同患者或同一患者在不同疾病阶段的临床表现、影像学特点、病理改变可有明显差异。"同影异病、同病异影"，尽管 PPMA 影像表现有一定的特征性，但与很多感染或非感染性肺部疾病相似，早期诊断比较困难，单从影像分析往往不易鉴别，需紧密结合临床症状及特征综合分析，早期穿刺活检得到病理学依据，并结合免疫组化排除胃肠道转移，避免误导临床而延误治疗。

参考文献

1. TRAVIS W D, BRAMBILLA E, NOGUCHI M, et al. International association for the study of lung cancer/American thoracic society/European respiratory society international multidisciplinary classification of lung adenocarcinoma. J Thorac Oncol, 2011, 6(2): 244 – 285.

2. 葛楠, 李龙芸, 缪若羽. 细支气管肺泡癌 184 例临床分析. 癌症进展, 2008, 6 (3): 269 – 277.

3. KADOTA K, VILLENA-VARGAS J, YOSHIZAWA A, et al. Prognostic significance of adenocarcinoma in situ, minimally invasive adenocarcinoma, and nonmucinous lepidic predominant invasive adenocarcinoma of the lung in patients with stage I

disease. Am J Surg Pathol, 2014, 38(4): 448 - 460.

4. 蔡祖龙, 赵绍宏. 细支气管肺泡癌的影像学. 中国医学计算机成像杂志, 2001, 7(1): 24 - 29.

5. 曲杨, 张海青, 韦立新. 含黏液的肺腺癌研究进展. 诊断病理学杂志, 2016, 23(3): 230 - 233.

6. HWANG S, HAN J, CHOI M, et al. Size of non-lepidic invasive pattern predicts recurrence in pulmonary mucinous adenocarcinoma: morphologic analysis of 188 resected cases with reappraisal of invasion criteria. J Pathol Transl Med, 2017, 51(1): 56 - 68.

笔记

029

肺鳞癌阿法替尼靶向治疗

患者，老年男性。主因"肺癌化疗1周期，靶向治疗2个月"入院。

患者诉1个半月前（2018-10）无明显诱因出现咳嗽、咳痰，咳白色黏液痰，量少，1周前于当地医院就诊，考虑"肺部感染"，予以止咳、化痰、抗感染处理后症状无明显改善，查胸部CT显示胸部阴影。2018-09-05我院电子支气管术病理诊断：肺鳞癌，2018-09-14行吉西他滨＋顺铂方案进行首次化疗，1个周期后患者拒绝继续化疗，后经分子检测提示Her-2突变，服用阿法替尼治疗至今，本次为评估肺部肿瘤情况入院，以"肺癌复查"收入我科。既往有高血压病史。

笔记

[入院查体] 体温 36.3 ℃，脉搏 80 次/分，呼吸 21 次/分，血压 120/80 mmHg。神志清楚，呼吸增粗，未闻及明显干湿性啰音及胸膜摩擦音。心率 80 次/分，律齐。腹软，全腹部无压痛及反跳痛，双下肢无水肿。

[实验室检查] 血常规：红细胞计数 2.88×10^{12}/L，血红蛋白 85 g/L，嗜酸性粒细胞绝对值 0.52×10^9/L，红细胞压积 26.50%。2018-12-10 小生化全套：总蛋白 56.57 g/L，白蛋白 28.79 g/L，白球比例 1.04，前白蛋白 150.23 mg/L，肌酐 125.77 μmol/L，尿酸 428.88 μmol/L，胱抑素 C 1.70 mg/L，氯 113.00 mmol/L。凝血四项 + D-二聚体：纤维蛋白原浓度 1.57 g/L，D-二聚体 1.74 μg/mL，国际标准化比值 1.05。肝功能 I（11 项）：总蛋白 54.74 g/L，白蛋白 30.16 g/L，纤维结合蛋白 161.60 mg/L，5′-核糖核苷酸水解酶 7.08 U/L；血脂九项：高密度脂蛋白 0.92 mmol/L，载脂蛋白-B 0.40 g/L；肿瘤四项（AFP、CEA、CA199、PSA）正常。

影像学检查：对比 2018-09-21 CT 片（图 29 – 1），2018-12-10 胸部 CT（图 29 – 2）平扫，检查意见：肺癌化疗后复查，右肺门肿块较前明显缩小，右肺不张较前好转，纵隔淋巴结较前缩小；左肺局限性气肿；冠状动脉粥样硬化；肝右叶内钙化灶。常规心电图检查十二通道（床边），检查意见：①窦性心律；②下壁导联 r 波呈胚胎状（请结合临床）；③电轴左偏；④顺钟向转位。

[诊断] 肺鳞状细胞癌（*Her-2* 检测阳性）。

[治疗] 2018-09-14 行吉西他滨 + 顺铂方案进行首次化疗，1 周期后患者拒绝继续化疗。2018-09-21 送检支气管镜下黏膜活检组织病理行二代基因检测：结果提示 *Her-2* 基因突变阳性，可使用阿法替尼治疗。后服用阿法替尼治疗，患者一般情况尚可。此次入

261

院后查血常规提示红细胞计数降低，血红蛋白下降，白蛋白减少，考虑可能存在营养不良，予生血宝合剂促进造血，嘱加强营养。肾功能提示血肌酐升高，予肾衰宁对症治疗；余辅以脾多肽增强免疫力治疗。胸部 CT 提示病灶吸收，且患者无特殊不适，一般情况可，考虑阿法替尼靶向治疗有效，患者要求继续使用，拒绝手术，故予继续服用。

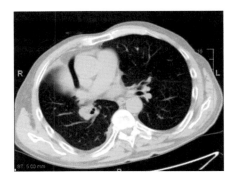
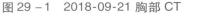
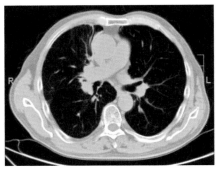

图 29 - 1　2018-09-21 胸部 CT　　　　图 29 - 2　2018-12-10 胸部 CT

病例分析

1. 病例特点

①老年男性，既往有高血压病史。初期以咳嗽、咳痰为主要症状。②查体：呼吸音增粗，余未见明显异常。③实验室检查：血常规 + CRP：红细胞计数 $2.88 \times 10^{12}/L$，血红蛋白 85 g/L，嗜酸性粒细胞绝对值 $0.52 \times 10^9/L$，红细胞压积 26.50%。2018-12-10 小生化全套：总蛋白 56.57 g/L，白蛋白 28.79 g/L，白球比例 1.04，前白蛋白 150.23 mg/L，肌酐 125.77 μmol/L。支气管镜下黏膜活检病例提示肺鳞癌，行分子基因检测提示 HER-2 突变。④行阿法替尼靶向治疗后复查胸部 CT 发现，右肺门肿块较前明显缩小，右肺不张较

前好转，纵隔淋巴结较前缩小。

2. 诊疗思路

诊断：根据临床症状、体征、影像学检查和组织病理学检查做出诊断。肺癌的早期诊断具有重要意义，只有在病变早期得到诊断和治疗，才能获得较好的疗效。肺癌早期缺乏典型症状，对 40 岁以上人群，应定期进行胸部 X 线普查。出现肺癌原发症状或转移症状者及时做胸部 X 线检查或胸部 CT 检查，发现肺部有肿块阴影时，应首先考虑到肺癌的诊断，应做进一步检查，经过组织病理学检查明确诊断。

鉴别诊断主要围绕肺部阴影进行。

（1）肺结核

肺结核尤其是肺结核瘤（球）应与周围型肺癌相鉴别。肺结核瘤（球）较多见于青年患者，病程较长，少见痰带血，痰中发现结核菌。影像学上多呈圆形，见于上叶尖或后段，体积较小，不超过 5 cm 直径，边界光滑，密度不均匀可见钙化。结核瘤（球）的周围常有散在的结核病灶称为卫星灶。周围型肺癌多见于 40 岁以上患者，痰中带血较多见，痰中癌细胞阳性者达 40% ~ 50% 。胸部 X 线片肿瘤常呈分叶状，边缘不整齐，有小毛刺影及胸膜皱缩，生长较快。一些慢性肺结核病例，可在肺结核基础上发生肺癌，必须进一步做痰液细胞学和支气管镜检查，必要时施行剖胸探查术。

（2）肺部感染

肺部感染有时难与肺癌阻塞支气管引起的阻塞性肺炎相鉴别。但如肺炎多次在同一部位发作，则应提高警惕，应高度怀疑有肿瘤堵塞所致，应取患者痰液做细胞学检查和进行纤维光导支气管镜检查，在有些病例中，肺部炎症部分吸收，剩余炎症被纤维组织包裹形成结节或炎性假瘤时，很难与周围型肺癌鉴别，对可疑病例应施

笔记

行剖胸探查术。

（3）肺部良性肿瘤

肺部良性肿瘤：如错构瘤、软骨瘤、纤维瘤等都较少见，但都须与周围型肺癌相鉴别，良性肿瘤病程较长，临床上大多无症状，X线检查常呈圆形块影，边缘整齐，没有毛刺，也不呈分叶状。支气管腺瘤是一种低度恶性的肿瘤，常发生在年轻妇女中，因此临床上常有肺部感染和咯血等症状，经纤维支气管镜常能做出诊断。

（4）纵隔恶性淋巴瘤（淋巴肉瘤及霍奇金病）

临床上常有咳嗽、发热等症状，影像学显示纵隔影增宽，且呈分叶状，有时难以与中央型肺癌相鉴别。如果有锁骨上或腋窝下淋巴结肿大，应做活检明确诊断。淋巴肉瘤对放射治疗特别敏感，对可疑病例可试用小剂量放射治疗，可使肿块明显缩小。这种试验性治疗有助于淋巴肉瘤的诊断。

3. 疾病介绍

概念：肺癌是发病率增长最快的恶性肿瘤之一，目前我国肺癌病死率已超过肝癌，居恶性肿瘤病死原因的首位。鳞癌是非小细胞肺癌（non-small cell lung cancer，NSCLC）中的第二大亚型，约占NSCLC 的30%，与吸烟密切相关，多起自较大支气管（段及段以上）黏膜，早期转移较少，预后优于腺癌，对放化疗的敏感性不及未分化癌。对于可手术切除的肺鳞癌，目前首选的治疗方式是手术切除，必要时行术前和术后辅助放化疗。对于晚期肺鳞癌，因肺鳞状细胞癌患者少有基因突变，对于该类患者，一般不常规建议基因检测，首选含铂两药联合方案化疗，但其总体客观缓解率低于50%，且部分患者无法耐受化疗的不良反应，故大部分肺鳞癌患者尚无有效的治疗方案。

病因及分类：肺鳞癌是起源于支气管黏膜上皮，显示角化和

（或）细胞间桥鳞状上皮分化特征的恶性上皮肿瘤。鳞癌的病因主要是由于支气管黏膜柱状上皮细胞受慢性刺激和损伤、纤毛丧失、基底细胞鳞状化生，不典型增生和发育不全突变成癌，鳞癌的分子生物学特性使其较其他类型肺癌更具侵袭性和破坏力。2015 版肺肿瘤分类中将肺鳞状细胞癌分为原位鳞状细胞癌（浸润前病变）、角化性鳞状细胞癌、非角化性鳞状细胞癌、基底细胞样鳞状细胞癌，不再沿用 2004 年肺鳞状细胞癌中的乳头状亚型、小细胞亚型及透明细胞亚型，主要是因为没有证据表明这 3 种亚型在预后及分子水平上有差异。

　　影像学表现：①病变的形态：鳞状细胞癌起源于支气管黏膜上皮，突破气管壁侵犯邻近肺组织形成肿块；如肿瘤仅侵犯相邻的支气管，肿瘤组织填塞支气管腔并导致支气管轮廓扩大，形成分支状或手指状软组织影，即铸型征，是鳞状细胞癌较少见的一种影像学表现。②病变的密度：鳞癌实性部分增强后呈不同程度强化，CT 值上升 26 ~ 61 Hu，平均约 43.5 Hu。因鳞癌的侵袭性强，瘤内正常肺动、静脉为肿瘤破坏或压迫闭塞，病变内常见细小杂乱的瘤血管，而鳞癌造成的阻塞性肺不张内可见正常的血管影，借此特征可区分瘤体边界。③深分叶征：病理机制是肿瘤组织在各方向生长速度不同形成，本组数据中除铸型征外，深分叶征出现率为 58.9%，是肺癌较为特征性表现。④空洞与坏死：肿瘤生长速度相对较快，瘤血管被压迫、侵犯而闭塞，再生瘤血管形成相对缓慢，导致部分区域瘤细胞发生缺血、凝固性坏死并液化；坏死区与支气管相通后，坏死物排出即形成空洞；因近心侧瘤体血供较远心侧丰富，瘤体近心侧比远心侧坏死或空洞壁略厚。⑤"三阻征"：即阻塞性肺气肿、阻塞性肺炎、阻塞性肺不张，病理机制为肿瘤在气管内生长早期形成活瓣效应，导致肺叶或肺段过度充气，形成阻塞性肺气

笔记

肿；肿瘤进一步生长，致肺泡内黏液排出不畅形成阻塞性肺炎；最终肿瘤完全阻断支气管，肺泡内黏液及气体被吸收形成实变肺组织。⑥邻近结构侵犯：鳞状细胞癌侵袭性强，易侵犯、破坏邻近组织结构。

治疗：对于早期有手术指征患者，尽早行手术治疗，必要时辅以新辅助化疗或辅助放化疗。细胞毒化疗与免疫检查点抑制剂的联合适用于所有 PD-L1 表达水平的患者，因此，晚期肺鳞状细胞肺癌的一线治疗选择：对于晚期肺鳞癌 EGFR 突变阳性患者使用吉非替尼、厄罗替尼或阿法替尼，ALK 融合或 ROS1 融合阳性患者使用克唑替尼，而以上突变阴性患者，视 PD-L1 表达及 PS 评分选择帕博利珠单抗单药或者帕博利珠单抗联合紫杉醇/白蛋白结合型紫杉醇与卡铂或其他含铂双药方案，而对于 PS 为 3 分，无论 PD-L1 表达如何，均推荐最佳支持治疗。晚期肺鳞状细胞癌的二线治疗选择：如果患者在一线治疗没有应用免疫抑制剂且没有使用禁忌证，在二线治疗时，如果没有 PD-L1 表达，则可以选用纳武利尤单抗或 Atezolizumab；如果有 PD-L1 表达，则可以选用帕博利珠单抗。对于一线应用帕博利珠单抗的患者，如果疾病进展后 PS 评分好，可以考虑选用含铂双药化疗方案。对于帕博利珠单抗联合含铂双药方案治疗后进展的患者，应用单药免疫检查点抑制剂二线挽救治疗目前尚缺乏足够的证据支持。其次，非免疫治疗方面，如果患者的 PS 评分较好，对于没有禁忌者，多西他赛联合雷莫芦单抗是最佳的二线治疗选择，尤其是对于一线治疗后快速进展者。需要指出的是，应用该方案时多数患者需要通过剂量调整来提高依从性，如果患者实在无法耐受双药联合方案，多西他赛单药也是一个可选方案。晚期肺鳞状细胞肺癌的三线及以上治疗选择：对于经过二线及以上治疗的患者，通常舒缓治疗/最佳支持治疗是可选的方案之一，如果

笔记

患者的 PS 评分好、治疗的意愿强烈，也可以结合患者的经济状况，选择合适的单药化疗，包括：多西他赛（如果二线及之前没用的话）、吉西他滨、长春新碱和阿法替尼等。

专家点评

　　肺鳞状细胞癌是 NSCLC 中第二常见的组织学类型，占 NSCLC 病例的 20%～30%，其进展速度快，生长具有侵袭性，肺鳞癌的预后较差、生存期有限，并伴随咳嗽和呼吸困难等症状。在确诊时往往表现为晚期，晚期肺鳞癌确诊后的中位总生存期（OS）约为 1 年。在治疗方面肺癌的一线方案主要是以铂类为基础的联合化疗。在本病例中，我们首次予以了顺铂联合吉西他滨化疗方案，但患者在 1 个周期疗程后拒绝继续化疗。

　　近年来，基因检测技术的迅速发展和分子检测结果的整合正在成为非小细胞肺癌临床决策的重要组成部分。在此基础上开发的靶向药物在肺腺癌的临床应用中也取得了显著的效果。然而，相对于肺腺癌，肺鳞癌在驱动基因检测及靶向治疗方面相对滞后。尽管如此，近些年一些新的针对鳞癌组织的药物获得了批准，其中就包括 ERBB 家族阻断剂阿法替尼。这促使我们尝试对肺鳞癌患者进行基因检测及后续靶向治疗。

　　此例患者进行的分子检测中发现了 *HER-2* 的突变，HER-2 属于人类 EGFR（ERBB）家族成员之一，是通过自身基因编码的一种酪氨酸激酶受体。它参与 PI3K AKT 和 MEK/ERK 信号通路，与细胞增殖和迁移有关。有研究显示 *HER-2* 在 20%～30% 的肺鳞癌中存在过表达，在 3% 中存在基因畸变。此外，还发现 EGFR 更是在高达 60%～80% 肺鳞癌中存在过表达，7%～10% 中存在基因拷贝数

笔记

的改变，而肺鳞癌发生较高的基因变异率可能与患者长期吸烟相关。上诉这些发现为使用 EGFR-TKI 作为治疗方案提供了生物学基础。考虑到 EGFR 通路，EGFR 抑制肺鳞癌疗效的生物学机制可能是多因素的：在 2/3 的肺鳞癌中，通过激活 PI3K/RAS 发挥作用，再如，第二代 EGFR 抑制剂：阿法替尼可以不可逆地与酶活性的 ERBB 受体结合，从而实现持久的 ERBB 家族阻断，包括受体激活、二聚和耐药性抑制等。与第一代 EGFR 抑制剂相比，阿法替尼最初是为了改善临床结果而开发的，在临床前研究中，阿法替尼被证明在抑制肺癌细胞系的野生型和活化 *EGFR* 或 *HER2* 突变体的酪氨酸激酶活性方面更有效；这些阿法替尼敏感的癌细胞株含有厄洛替尼耐药亚型、野生型 *EGFR*、*L858R/T790M* 双突变或 *HER2* 过表达。在一项关注阿法替尼的大型临床试验 LUX-LUNG8 中纳入 795 例肺鳞癌患者，以阿法替尼为试验组，厄洛替尼为对照组，结果显示阿法替尼疗效显著优于厄洛替尼。在这项研究中，1 例亚洲男性患者被观察到长期受益于阿法替尼，该患者在 14.7 个月的时间内无进展。总生存率为 17.7 个月。可见阿法替尼在肺鳞癌治疗中的优越性。

在本例报道中，我们对存在 *HER-2* 突变的肺鳞癌患者使用了阿法替尼 2 个月后，复查肺部 CT 显示原发灶较前明显缩小，尽管这是个案，但也证实肺鳞癌在基因突变及靶向治疗上是可行的，也为患者提供了更多的治疗机会。

参考文献

1. 张杰，邵晋晨，朱蕾. 2015 版 WHO 肺肿瘤分类解读. 中华病理学杂志，2015，44(9)：619－624.

2. 武君. 肺鳞状细胞癌 CT 征象与病理对照分析. 现代医用影像学，2018，27(5)：88－89.

3. DENISOV E V, SCHEGOLEVA A A, GERVAS P A, et al. Premalignant lesions of squamous cell carcinoma of the lung: the molecular make-up and factors affecting their progression. Lung Cancer, 2019, 135: 21 – 28.

4. GANDARA D R, HAMMERMAN P S, SOS M L, et al. Squamous cell lung cancer: from tumor genomics to cancer therapeutics. Clin Cancer Res, 2015, 21 (10): 2236 – 2243.

5. VAVALA T, NOVELLO S. SC10.04 second-line therapy and beyond in squamous cell NSCLC. J Thorac Oncol, 2017, 12(1): S101 – S102.

6. YARDEN Y, SLIWKOWSKI M X. Untangling the ErbB signalling network. Nat Rev Mol Cell Biol, 2001, 2(2): 127 – 137.

7. JING C W, MAO X H, WANG Z, et al. Next-generation sequencing-based detection of EGFR, KRAS, BRAF, NRAS, PIK3CA, Her-2 and TP53 mutations in patients with non-small cell lung cancer. Mol Med Rep, 2018, 18(2): 2191 – 2197.

8. HIRSCH F R, VARELLA-GARCIA M, BUNN P A, et al. Epidermal growth factor receptor in non-small-cell lung carcinomas: correlation between gene copy number and protein expression and impact on prognosis. J Clin Oncol, 2003, 21(20): 3798 – 3807.

9. LÓPEZ-MALPARTIDA A V, LUDEÑA M D, VARELA G, et al. Differential ErbB receptor expression and intracellular signaling activity in lung adenocarcinomas and squamous cell carcinomas. Lung Cancer, 2009, 65(1): 25 – 33.

10. OKAMOTO T, TAKADA K, SATO S, et al. Clinical and genetic implications of mutation burden in squamous cell carcinoma of the lung. Ann Surg Oncol, 2018, 25 (6): 1564 – 1571.

11. VAVALÀ T. Role of afatinib in the treatment of advanced lung squamous cell carcinoma. Clin Pharmacol, 2017, 9: 147 – 157.

12. XU Y J, DING V W, ZHANG H, et al. Spotlight on afatinib and its potential in the treatment of squamous cell lung cancer: the evidence so far. Ther Clin Risk Manag, 2016, 12: 807 – 816.

笔记

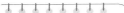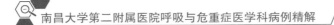

13. HIRSH V. Next-generation covalent irreversible kinase inhibitors in NSCLC：focus on afatinib. BioDrugs, 2015, 29（3）：167 – 183.

14. CHEN X F, ZHU Q, ZHU L J, et al. Clinical perspective of afatinib in non-small cell lung cancer. Lung Cancer, 2013, 81（2）：155 – 161.

15. SORIA J C, FELIP E, COBO M, et al. Afatinib versus erlotinib as second-line treatment of patients with advanced squamous cell carcinoma of the lung（LUX-Lung 8）：an open-label randomised controlled phase 3 trial. Lancet Oncol, 2015, 16（8）：897 – 907.

16. JIAN H, HAN Y C, YU Y F, et al. Long-term efficacy of afatinib in a patient with squamous cell carcinoma of the lung and multiple ERBB family aberrations：afatinib in ERBB + lung squamous cell carcinoma. Anticancer Drugs, 2019, 30（8）：873 – 878.

笔记